Sophie Reyer

EIN SCHREI. MEI

Roman

GEGRÜNDET 1999

Sophie Reyer

EIN SCHREI. MEINER.

Roman

Czernin Verlag, Wien

Gedruckt mit Unterstützung der Stadt Wien, Kultur und des Landes Niederösterreich Kultur

KULTUR NIEDERÖSTERREICH

Alle handelnden Personen sind frei erfunden.

Reyer, Sophie: Ein Schrei. Meiner. / Sophie Reyer
Wien: Czernin Verlag 2022
ISBN: 978-3-7076-0774-1

Lektorat: Evelyn Bubich
Autorinnenfoto: Konstantin Reyer
Umschlaggestaltung und Satz: Mirjam Riepl
Druck: GGP Media GmbH
ISBN Print: 978-3-7076-0774-1
ISBN E-Book: 978-3-7076-0775-8

»Die einzige Bindung besteht darin,
dass du dich selbst als etwas anderes siehst.«

(Mahabharata)

PROLOG

Am Anfang ist Erde. Das ist eine Welt aus Dichtigkeit, in die ich hineingeboren werde. Eine Welt der Armut. Das Brennen, am Leben zu sein, ist fürchterlich. Die Tränen strömen: Ich bin. Wie Rauchsäulen steigt Gas in mir auf. Es sind meine Augen, die da sehen. Schummrig, verhangen vom Schleier, der durch das Weinen entsteht. Dann Hände, Mutter, schummrige Welt zwischen dem Blick. Ich liege zwischen Fingern wie ein Kranker in Zwangsjacke. Über meinem Kopf schweben Stimmen, die an alte Filme oder Regentropfen erinnern: ein Flimmern. Das ist das erste Bild, das ich von mir in meinem Leben habe. Zu Beginn tut es weh.

GEBURT

Linda

Wer weiß schon, wie alles anfängt? Eines ist sicher: In ein paar Wochen werde ich auf die Welt kommen. Ich bin noch nicht geboren. Aber mit meinem ersten Gefühl erschließe ich den Kosmos. Ich sehe meine Hand vor meinen Augen, werde mir meiner bewusst. Ja, ich habe Hände. Ich habe Hände. Das hat mit Begreifen zu tun. Ich begreife die Welt. In meinem Beginnen.

Am Anfang: ein Schrei. Meiner. Ich entdecke, dass ich eine Stimme habe. Noch ist sie mir fremd. Gleich fremd und nahe wie alles, was mich umgibt.

»Ein Mädchen«, sagt eine Stimme.

Ich verstehe den Sinn, der mit ihr mitschwingt.

»Ein Mädchen.«

Ich begreife, dass sie mich meinen, kann mir aber nicht erklären, was genau das ist: dieses Ich. Ich weiß nur, das Licht ist grell, die Wärme verschwunden, und die Mutter weit weg. Einen Meter weit weg. Das ist enorm viel, wenn man so klein ist. Ich schreie. Ein zweites Mal. Diesmal bewusst. Ich werde auf Mutters Brust gelegt.

»Danke«, höre ich eine Stimme flüstern.

Zum ersten Mal. Es ist die Stimme meiner Mutter.

»Linda«, sagt sie, während sie meinen Kopf berührt. Ihre Hand über meinem Haupt zu einer Schale geformt.

»Linda!«

Ihre Brust nimmt mich auf. Mein Atem wird ruhiger, langsam. Jetzt bin ich eins, eins mit der Mutter. Alles scheint gut. Auch das Licht stört nicht, das scharf an meinen geschlossenen Lidern schneidet.

»Linda, mein Kind!«

Ich seufze.

So ist mein Beginn: Ich bin überall, durchdringe alles. Ich kenne keine Befriedigung, weil ich nichts brauche. Der Beginn hat mich angestrengt, und auch das Schreien. Müde schlafe ich ein.

In den ersten Monaten: riechen, hören und tasten. Schnell begreife ich, dass ich ohne die Mutter nichts kann außer atmen. Aber es ist noch schlimmer: Ich spüre auch ihren Schmerz, ihre Angst, und wenn sie mich an die Brust hält, denke ich manchmal, sie wäre ein Monster, das mich verschlingen will. Dann wieder ist ihre Brust süß und ich liebe, wie sie mich wiegt. Wie der Brustkorb sich in Wellen hebt und senkt. Die Mutter ist Nahrung und Angst für mich. Sie ist jene, die Schlaflieder singt, jene, die mich beruhigen kann. Die Mutter ist ein Ozean aus Milch. Sie küsst mich, lächelt.

»Mein Kind«, sagt sie immer wieder.

»Mein Kind!«

Und dann sagt sie meinen Namen, auf den ich höre. Nicht, weil ich die Wörter verstehe, sondern weil ihr Sinn mich erreicht, mich erreicht wie alles, was von der Mutter kommt:

»Linda!«

Mit der Zeit wird das schummrige Helle, das durch meine geschlossenen Lider dringt, klarer. Ich beginne, Umrisse wahrzunehmen. Konturen. Ich sehe, dass die Welt nicht nur grell ist, sondern auch kantig. Scharf. Und je mehr ich mich anstrenge, desto schärfer wird sie. Ich will mich dagegen wehren, strecke meine Hände aus, balle sie zu Fäusten. Und begreife erst jetzt: Diese rosafarbenen Dinger, sie gehören zu mir. Aber ist das wirklich wahr? Das soll ich sein? Diese Hand, die verschwommen vor meinen Augen auftaucht? Ich kann das Wort »ich« noch nicht mit meinem Selbst verknüpfen. Linda. Ich. Alles kommt mir fremd vor. Ineinander verwoben und doch voneinander getrennt. Es ist nicht leicht. Ich beginne zu weinen. Zum Glück weiß meine Mutter, was zu tun ist. Sie nimmt mich wieder an die Brust. Sie fängt an zu singen:

»Heile, heile Gänschen. Ist schon wieder gut.«

Mein Weinen ist jetzt nicht mehr so stark.

Sie singt weiter: »Linda hat ein Wehwehchen, hab nur wieder Mut.«

Ich atme nun regelmäßiger. Bin blau, ganz Auge, starre sie an. Spüre, wie meine Knie aneinander reiben, einander noch fremd. Ich würde mich selbst gern besser kennen. Das Lied macht mich neugierig. Ich lausche der Mutter.

Sie singt: »Heile, heile, Hopsasa. Tritschi, tratschi, trallala!«

Ihre Stimme zittert. Sie küsst mich auf die Stirn. Auch wenn ich den Sinn des Liedes nicht begreife, werde ich ruhiger. So begegnen mir zum ersten Mal die Wörter. In Form eines Liedes, einer Wiege, einer Beruhigung. Die Wörter schützen mich, auch wenn ich das, was sie meinen, nur fühlen und nicht denken kann. Ich werde neugierig auf die Wörter. Ich höre auf zu weinen und lausche. Ich lächle. Und das gefällt der Mutter. Noch bin ich wie eine Schmelzvorrichtung. Wenn ich jemanden anlächle, werden die Augen der andern zu Wachs. Gut und hell.

Das beruhigt mich. Ich sehe meine Schönheit gespiegelt in ihnen. Irgendwann schlafe ich ein.

Nun beginnen die Wörter auch aus mir zu kommen. Ich begreife, sie sind abhängig von den Lippen, dem Gaumen, der Zunge. Ich habe nämlich nicht nur einen Schrei, Hände und einen Namen, ich habe auch einen Mund und all diese Werkzeuge darin. Mit ihnen werden die Wörter geformt. Das ist der Beginn. Jetzt tun die Ecken nicht mehr ganz so weh, und mit der lauten Welt kann ich umgehen, weil es dafür auch das Singen der Mutter gibt. Die Wörter sind besonders. Sie bezeichnen etwas. Dennoch begreifen sie nichts. Auch ich begreife nichts, aber die Welt beginnt, mich zu reizen. Ich beginne langsam, alles zu entdecken: meine speckigen Beinchen, meinen Nabel, meine Fingernägel. Ich spiele mit ihnen. Ja, ich füttere sie sogar! Dennoch sind sie mir fremd. Genauso fremd wie die Mutter manchmal. Wie den Körper als den eigenen erkennen? Ich bestehe aus Kopf, Füßen, Händen, aber all das bin doch nicht ich. Welcher Teil soll ich sein? Am ehesten bin ich die Mutter, obwohl sie außerhalb von mir ist. Die Mutter, ja. Mit ihr fängt das Leben an. Und auch der Wahnsinn.

THERAPIE

Andrea

Es ist ein heller Tag, als ich die Praxis betrete. Hell, freundlich, und ein bisschen unscheinbar. Dennoch bin ich irgendwie beklommen. Mein Herz klopft, meine Zunge liegt mir schwer im Hals. Fast so wie bei einer Geburt fühlt es sich an. Ich bin mir selbst auf eine komische Art und Weise fremd. Hätte Sascha mich nicht gedrängt, wäre ich nicht hierhergekommen. Denn im Grunde ist mein Leben wunderbar. Ich habe einen fixen Job in einem Architekturbüro, an dem das Einzige, was mich stört, die Tatsache ist, dass ich zu viel Zeit vor dem Rechner verbringe. Davon kriege ich Verspannungen in den Schultern. Ich habe einen wunderbaren Mann, den ich bald schon heiraten werde. Sascha. Wieder hole ich tief Luft und atme schwer. Mein Mann ist auch der Grund, warum ich jetzt hier stehe, die Finger um meinen Daumen rolle und ein wenig unsicher hin und her stakse. Ich betrachte die Frau, die mich eben eingelassen hat. Friedlich wirkt sie. Sie ist weder groß noch klein, um die Vierzig, und hat ein kleines Bäuchlein, das über den schwarzen Hosenrock lappt. Sympathisch. Ihre Haut ist von einem rosigen Schimmer, um die Augenwinkel erkenne ich ein paar Fältchen, die in mir Zuversicht erwecken. Das Haar trägt sie kurz und wasserstoffblond. Am Ansatz sind bereits einzelne graue Strähnen zu erkennen. Sie bittet mich auf einen Stuhl und lächelt mich an. Ich setze mich und sehe weiter in das

Gesicht, das vor mir liegt wie eine Landschaft, offen und hell. Verbaut nur durch eine eckige und recht intellektuell wirkende Brille.

Die Therapeutin Linda Maier nimmt die Brille ab. Sie legt sie sorgfältig auf den Tisch und reibt sich kurz die Augen. Dann sieht sie mich mit einem Blick an, der alles durchdringt. Ein Röntgenblick. Sie zieht eine Augenbraue in die Höhe und schiebt mir einen Bogen zu.

»Bitte füllen Sie das hier aus«, meint sie freundlich. »Für die Krankenkasse!«

Ich nicke erleichtert. Papierkram, darin bin ich gut. Ich kann wunderbar mit Daten und Zahlen umgehen, habe ein fotografisches Gedächtnis, merke mir alle Wege. Manchmal scheint mir, ich würde Strukturen in einer Landschaft mehr lieben als Menschen. So geht es mir auch mit Zahlen und Buchstaben. Sascha ist da freilich eine Ausnahme. Ich nehme den Stift in die Hand. Beim Ausfüllen der Adresse stocke ich.

»Ist etwas unklar?«, will Linda Maier wissen und zieht erneut ihre scharf gezeichnete Braue hoch. Ich lächle, unsicher, nach innen gerichtet. Sie lächelt zurück, ihr Lächeln hat ein wenig mit Glück zu tun. Ich schüttle den Kopf.

»Nein, ich habe nur überlegt, dass ich ja bald schon umziehe!«

Linda Maier lächelt.

»Ist das der Grund, warum Sie hier sind?«

Rasch lasse ich meinen Blick sinken. Gesichter machen mir Angst, wenn ich sie zu lange ansehe. Ich schreibe, drücke ein wenig fester auf als notwendig. Der Stift kratzt am Papier.

»Ja … und nein«, murmle ich.

Die Therapeutin lächelt, streift sich das helle Haar, das im Licht der Sonne nun fast golden wirkt, hinter die Ohrläppchen, räuspert sich und richtet sich dann gerade auf.

»Warum wollen Sie denn eine Therapie machen?«, will sie nach einem kurzen Moment des Schweigens wissen.

Ich seufze, hole tief Luft.

»Mein Freund liegt mir seit Jahren in den Ohren …«, antworte ich. »Und da wir bald heiraten werden …«

Um die Mundwinkel der Therapeutin kräuselt sich ein sanftes Lächeln, das sehr echt wirkt.

»Also Fremdbestimmtheit?«, fragt sie.

Beschämt blicke ich auf meine Fingernägel, ihr Blick kommt ein wenig näher, als es sich gesund anfühlt.

»Nicht ganz«, murmle ich.

»Gut so, das spricht für die gemeinsame Arbeit.«

Die Therapeutin fährt sich durchs Haar. Ihre pink lackierten Fingernägel fallen mir auf. Sie geben der angespannten Situation ein wenig Luft. Ich bin Architektin. Ich liebe Farben, Formen, ich liebe Verspieltes.

»Ich falle in letzter Zeit immer wieder um«, erkläre ich dann wahrheitsgemäß. »Und dann bin ich irgendwie … doppelt.«

Fragend zieht Linda Maier wieder eine Augenbraue nach oben.

»Doppelt?«

»Nun«, versuche ich es weiter und nehme dabei die Hände zur Hilfe, »es ist dann so, als würde ich mich teilen und mich gleichzeitig von außen ansehen.«

»Verstehe«, sagt Linda Maier.

Sie beugt sich nach vorn, stützt ihre Hand auf, legt das Kinn hinein. Sie scheint zu überlegen.

»Haben Sie eine Vermutung, was die Ohnmacht ausgelöst hat?«, will sie dann vorsichtig wissen.

Betreten sehe ich wieder auf meine Fingernägel. Faszinierend, so ein Daumen, wenn man unsicher ist und sich scheu fühlt. Ich nicke, ohne die Therapeutin anzusehen.

»Möchten Sie es mir mitteilen?«, fragt sie.

Ich seufze auf, fahre mir durchs Haar. Womit beginnen? Mit den vielen Stunden vorm Computer? Mit der Tatsache, dass mich, nachdem ich meinen achtstündigen Arbeitstag beendet habe, auf dem Nachhauseweg oft das Gefühl überkommt, ich müsste Zebrastreifen mit der Maus langziehen? So, als wären sie Balken in meinem Grafik-Programm. Oder damit, dass ich Gesichter manchmal mit Bildschirmen verwechsle? Dass ich mein neues Buch nicht finde und googeln möchte, wo ich es hingelegt habe?

»Ich bin vollkommen überarbeitet«, murmle ich schließlich.

Linda Maier nickt.

»Was machen Sie beruflich?«, will sie wissen.

»Ich arbeite in einem Architekturbüro«, erkläre ich, »und sitze oft zehn Stunden am Stück am Laptop.«

Über die Gesichtszüge der Therapeutin flattert eine sanfte, mütterliche Regung.

»Das ist sicherlich sehr belastend. Wie lange sind Sie schon auf dem Gebiet tätig?«

Ich weiche aus.

»Nein. Eigentlich liebe ich meinen Job. Ich bin ja schon seit über zehn Jahren Architektin!«, erkläre ich rasch. Wieder sehe ich die Therapeutin an. Ihr Ausdruck bleibt verständnisvoll.

»Was hat zu Ihrer akuten Überarbeitung geführt?«, will sie sanft wissen.

Ich lausche ihrer Stimme, die tönend klingt, wie der Wind, der durch die Blätter der Bäume fährt. Ich überlege.

»Sie ist nicht akut, sie ist chronisch, meine Überarbeitung«, sage ich dann.

Die nächste Frage kommt schnell, scharf und weniger sanft.

»Woran liegt das?«, fragt die Therapeutin.

Ich denke an Sascha. Daran, wie wunderbar er riecht, wie hell sein Lachen ist, daran, dass er einfach perfekt ist. Mir fällt kein Grund außerhalb von mir selbst ein.

»An mir«, sage ich schließlich.

Da lächelt die Therapeutin wieder und ihre Augen bekommen einen Glanz, der etwas Füchsisches hat. Ich komme mir vor, als hätte man mich dabei erwischt, wie ich nach versteckten Weihnachtsgeschenken suche.

»Das heißt, Sie könnten den Zustand ändern, wollen es aber nicht«, meint sie.

Ich schlucke. Betrachte wieder meine Hände.

»Na ja, wollen …«, murmle ich.

Stille.

»Erzählen Sie mehr von Ihrer Arbeit!«

Also berichte ich vom Grafik-Programm, von Maßstäben, Mausklicks und Balken.

»Sie leuchten ja richtig!«

Ich lache.

»Ich liebe meine Arbeit eben!«

»Das merkt man«, antwortet sie und sieht mich eine Zeitlang schweigend an.

Ich erkenne, dass ihre Augen grün sind. Grün und gut. Sie wirken kristallklar, fast wie ein blank geputzter Spiegel. Ein reiner Spiegel ist auch ihr Gesicht. Ich finde mich wieder in ihm. Lange betrachte ich Linda Maier und entschließe mich, dass ich ihre rötliche, nicht mehr ganz glatte Haut mag.

»Aber zurück zu dem Gefühl, doppelt zu sein«, sagt sie.

Ich nicke.

»Ja?«

»Wie genau ist das?«

Ich überlege, schließe kurz die Augen, um mich genau zu erinnern.

»Ein wenig so, als sähe ich mich selbst von außen. Ich habe dann einen Körper, der wie eine Schale ist, und ich bin daneben und spreche mit ihm.«

Die Therapeutin blickt interessiert auf.

»Sie haben also eine Stimme, wenn sie außerhalb Ihres Körpers sind?«

»Ja … nein … eher das Echo einer Stimme.«

Stille.

»Und was sagt sie?«

Ich schweige. Krame in meinem Kopf nach Bildern.

»Ich erinnere mich nicht«, gebe ich schließlich zu.

Linda Maier nickt und sieht aus dem Fenster. Ich komme mir leer vor, einsam, wie fallen gelassen. Diesmal muss ich nicht mehr auf meine Hände blicken.

»Das klingt komisch, oder?«, frage ich.

Die Therapeutin schüttelt den Kopf.

»Hier gibt es kein komisch«, sagt sie, »wir beobachten nur. Und ich denke, genau das sollten Sie auch tun«, fügt sie hinzu und legt ihre leicht faltigen Hände in den Schoß, sodass ich die pinken Fingernägel nicht mehr sehen kann. Fast bin ich ein bisschen traurig darüber.

»Wie?«

Sie fährt sich erneut durch das helle Haar, das jetzt ein wenig struppig vom Kopf absteht.

»Beobachten Sie, was passiert, wenn Sie das nächste Mal in so einen Zustand geraten!«

Der Ton ihrer Worte ist nun wieder wie das Säuseln von Wind. Er beruhigt mich. Ich nicke.

BEGINNEN

Linda

In einem einfachen Elternhaus komme ich zur Welt. Die Tage takten sich von Anfang an mühsam. Die Familie ist schon früh von finanziellen Sorgen gebeutelt, sodass man verzichten, zusammenrücken muss. Vielleicht habe ich deswegen immer Durst? Ja, ich liebe es zu trinken. Alles, was trinkt, lebt. Darum macht es Freude, immer wieder Wasser in sich hineinzuschütten. Alles, was lebt, hat Durst.

»Was ist nur mit dem Kind?«, murmelt der Vater besorgt. »Kriegt es denn nicht genug?«

Schon am Anfang werde ich hinterfragt. Dabei will ich doch nur an die Brust der Mutter.

»Was ist nur mit dir?«, will sie immer wieder wissen, wenn ich nach ihr taste.

Ich lächle sie an, das kann ich inzwischen schon, und sie gibt mir ihre Brustwarze. Ich sauge daran, dann lasse ich den Kopf nach hinten gleiten. Glücklich bin ich, jetzt, da ich getrunken habe. Meine Augen bewegen sich fröhlich und lachen.

Die Mutter lächelt zurück. Rund ist ihr Gesicht, eine Art Spiegel. Schön und unheimlich zugleich. Ich kann sie genauso wenig begreifen wie mich selbst.

Bizarr sind die Figuren der Sichtbarkeit. Aber nicht nur die Mutter. Das Wasser zum Beispiel. Gleich ist das Wasser, immer rauscht es. Überall ist Wasser gleich. Es ist eins und es lässt sich trotzdem verteilen. Ich verstehe nicht, was es auf sich hat mit den Dingen. Und warum sie alle etwas heißen: Katze, Heiligenschein, Licht. Das Leben kommt mir überaus seltsam vor.

In den ersten Jahren meines Lebens bin ich oft bei der Großmutter. Sie ist Köchin bei einem Pfarrer. Die Großmutter ist weich und warm. In allen weckt sie Güte. Die Katze, die hinterm Haus umherstreunt, traut sich zu ihr. Sonst beißt, sie, fletscht die Zähne, zeigt Krallen. Sie hat einen kaputten Schwanz. Jemand muss ihr wehgetan haben. Ich weiß nicht, warum die Katze die Großmutter liebt. Aber sie hat recht damit.

Ich krieche auf dem Boden umher, erkunde die Welt, wenn die Großmutter kocht. Es gibt herrliche Teppiche und einen riesigen Nachttopf unter dem Bett des Pfarrers, der mich unglaublich fasziniert. Er ist so groß wie ich und er tönt hohl, wenn man dagegen schlägt. Der Topf ist faszinierend, schon allein, weil er da unten auf dem Boden steht. Denn auf Augenhöhe ist sonst fast niemand mit mir. Die Erwachsenen sind hauptsächlich Füße, die vorbeigehen. Nur die Katze, die sich manchmal krümmt, wenn sie mich sieht, ist auf derselben Ebene. Ich bin neugierig auf sie.

»Zieh bloß nicht die Katze am Schwanz!«, sagt die Großmutter eines Tages.

Und ich, wie herausgefordert durch diese Warnung, tue natürlich genau das. Die Großmutter hatte recht mit ihrem Verbot. Was nun passiert, ist unangenehm. Die Katze faucht, schreit, kratzt mit ihren Krallen über meine helle, speckige Haut. Ein brennender Schmerz. Aber er ist schnell vorbei.

Einmal kann ich beobachten, wie die Großmutter die Katze füttert.

»Mutziputzi!«, ruft sie laut singend.

Schon kommt die Katze dahergetrappelt, ihre Zunge ist entsetzlich rosa, sie leckt sich das Fell und frisst. Als die Katze wieder weg ist, nähere ich mich dem Schälchen. Dann greife ich zu, mit meinen speckigen, mir selbst noch fremden Händen. Ich esse der Katze das Fleisch weg. Die Großmutter sieht das und schreit: »Spuck das aus!«

Ihr Busen bebt dabei und ihre Faltenberge sind grimmig. Was für ein Schrecken! So habe ich sie noch nie erlebt. Meist ist die Großmutter sanft und friedlich und warm wie ein frischgebackener Laib Brot. Ich spucke, schlucke. Es hat nicht schlecht geschmeckt. Aus großen Augen heraus sehe ich die Großmutter an. Was ist denn so schlimm daran, das Fleisch der Katze zu essen? Die Erwachsenen essen doch auch Fleisch. Ich verstehe die Welt nicht. Mir schaudert. Ich kann mich nicht bewegen vor Schock.

»Na steh doch nicht da wie angewurzelt«, ruft die Großmutter in diesem Moment versöhnlich, »geh wieder spielen!«

Die Welt ist komisch. Du handelst, man lässt kein gutes Haar an dir. Du verharrst in der Starre, man nennt dich angewurzelt. Dabei musst du doch erst einmal das alles durchstehen. Das alles. Also dieses Ich. Es ist seltsam. Ich beschließe, keine verbotenen Dinge mehr zu machen, mich unauffällig zu verhalten, damit keiner schreit. Das geht sogar eine Zeitlang gut.

Ich liebe die Mutter, aber bald schon merke ich: Ich muss allein trinken und atmen. Dass die Mutter das nicht für mich erledigen wird, lerne ich früh. Immer scheint die Mutter überfordert mit allem. Sie putzt, sie weint, sie schimpft, sie arbeitet. Dass sie arbeitet, ist aber auch gut so. Dann kann ich die Welt allein entdecken. Die Weite hinterm Haus, der Wald, der am Rande der Stadt liegt. Sie rufen nach mir.

So schlüpfe ich in die einfachen Schuhe. Ich wandere und wandere. Alles bewegt sich und lacht mir freundlich zu. Ich halte der Welt die Arme auf. Ich liebe die umherrennenden Leute auf der Straße und den Vanilleduft der Frauen. Immer wieder bleibe ich still und lausche. Alles ist wie Wasser. Vielleicht trinke ich deswegen so gern. Die Dinge bestehen aus Wasser, und ich lerne von ihnen. Zum Beispiel, dass man nicht schneller fließen kann, als man ohnehin fließt, und dass man ankommt. Denn ich komme immer an in der Weite des Waldes. Dort ist es grün und leuchtend. Manchmal bewegt sich Schönes im Vogelgezwitscher. Der Frühling, die Gräser, der Wind, der mit mir im Arm über die Wiesen und durch das Dickicht schwebt. Ich liebe die Tiere des Waldes, und ich betrachte sie alle aufmerksam. Das flink wuselnde Eichhörnchen, die schlauen Ameisen auf ihren Hügeln, die zwitschernden Vögel. Von Anfang an habe ich Tiere lieb. Die Schildkröten bewundere ich besonders. Über die hat nämlich die Großmutter einmal erzählt, dass ihnen weder Wasser noch Feuer etwas anhaben kann, und dass sie rein und beständig sind. Aber im Wald gibt es leider keine Schildkröten zu sehen, bloß im Zoo, und der ist teuer. Doch das ist egal. Auch hier im Wald ist immer etwas los. Ich beobachte die Landschaft. Ich träume, meine Augen sind voller Sterne. Mein Kopf ist eine Wolke und meine Stirn leuchtet. Die Sonne ist eine Göttin. Sie umarmt mich. Alles regt sich auf Erden und die Luft seufzt. Ich erkenne die Dinge des Schweigens und bin eine Königin in der Welt. Eine Zwergin noch, aber ein Zwergenkönigin! Manchmal kommt es mir sogar vor, als wäre ich die Tochter der Sonne! Ich bin ein besonderes Kind! Doch leider fällt das nur mir auf. Und auch mit der Schönheit der Landschaft ist es bald vorbei. Denn ich werde älter.

Immer wieder höre ich, dass Kinder ihre Eltern lieben müssen. Ich versuche es auch. Aber wenn ich bei der Großmutter übernachte, fehlen sie mir gar nicht. Dafür schäme ich mich manchmal richtig. Ich tue aber freilich so, als würde ich sie lieben. Auch ansonsten versuche ich, immer das zu machen, was die Großen auch machen. Trotzdem will ich auf keinen Fall wie sie sein. Sie haben Falten und Sorgen, und sie müssen arbeiten. Keinen Spaß gibt es im Leben der Mutter. Sie schimpft, weil sie morgens aufstehen muss. Sie schimpft, weil sie kochen muss. Sie schimpft, weil es abends kein gescheites Fernsehprogramm gibt. Außerdem haben Erwachsene tiefere Stimmen, kleinere Augen und Haare an den Oberarmen. Das gefällt mir nicht. Und alles, was sie tun, ist von Verboten durchzogen.

Es ist verboten, Schränke zu öffnen, vor allem den Kühlschrank. Darum umgibt ihn ein doppelter Zauber. Ich wage es nicht, ihn zu berühren, aber ich bete ihn an. Wenn die Mutter und der Vater ausgehen, klebt die Mutter Zettel an den Kühlschrank, an die Tür, an das Bett, für die Babysitterin. Sie muss alle Laden wieder schließen und sie muss sehr ordentlich sein. Die Babysitterin ist ordentlich. Sie hat eine dicke Brille und Pickel. Sie will Gitarrenlehrerin werden. Sie wird meine beste Freundin bleiben, bis an mein Lebensende. Aber davon weiß ich jetzt noch nichts.

ANFANG

Andrea

Als ich eine Woche später wieder bei Linda Maier bin, fühle ich mich schon weniger beklommen. »Ich gehe also zu meiner Babysitterin«, simse ich Sascha, und versuche, ein wenig humorvoll zu klingen. Aber als die Therapeutin die Haustür öffnet, habe ich doch ein wenig Angst.

»Hereinspaziert!«, werde ich von einem lächelnden Gesicht begrüßt.

Mit Freude nehme ich ihre bunten Pulswärmer wahr, die ihrem Auftreten etwas Verspieltes geben. Ich setze mich auf das weiche Sofa, sinke ein wenig ein. Linda Maier lächelt, und um ihre Augen schieben sich kleine Fältchen zusammen.

»Sie sehen müde aus.«

Ich seufze und wische mir über die Augen.

»Ja. Ich hatte einen seltsamen Albtraum«, murmle ich leise und lasse meinen Blick aus dem Fenster gleiten. Wie Segelboote sehen die Wolken am Himmel aus. Linda Maier nickt.

»Wollen Sie versuchen, sich zu erinnern?«, fragt sie nach einem Moment der Stille.

Ich überlege, merke wie meine Augen unruhig werden, wie sie umherhuschen.

»Also, da war ein Haus«, beginne ich in meinem Kopf zu kramen, »und ich habe … eine jüngere Person gesehen … glaube ich, also eine männliche jüngere Person, und ein Kind.«

Pause. Langsam steigen die Bilder vor meinem inneren Auge auf.

»Und ich habe beobachtet, wie der Ältere den Jüngeren … das Kind … irgendwie also …«, ich merke, wie ich ins Stammeln gerate. Das Wort drückt in mir. Es will aber nicht hinaus aus mir: »… vergewaltigt hat …«

Ich schweige kurz. Versuche, mich zu sammeln.

»Das habe ich irgendwie beobachtet … wie der Ältere den Jüngeren vergewaltigt und ihn anschließend ermordet.«

Meine Lider flackern. Ich versuche, mich zu erinnern. Langsam weicht der Schleier von den schattenhaften Bildern, die ich weggeschoben habe. Klar und deutlich steigt der Traum in mir auf.

»Er hat ihn erschlagen«, sage ich und merke, wie mir übel wird.

Ich bemühe mich, nicht aufzustöhnen. Für einen Moment rasselt mein Atem, doch es ist zu spät, wieder den Riegel vor die inneren Bilder zu schieben.

»Und dann hat er ihn …«, sage ich mit einer Stimme, die klirrend klingt und mir selbst fremd ist, »… gegessen!«

Plötzlich muss ich lachen.

»Genau, ich erinnere mich! Er hat ihn zu Brei gekocht«, rufe ich.

Mit einem Mal taucht die Szenerie wieder klar und scharf umrissen vor mir auf.

»Ich hab dann nur diesen blubbernden Kochtopf gesehen. Aber ich hab gewusst: Darin wird ein Mensch gekocht«, sage ich leise.

Für einen Moment schweige ich. Hinter dem Fenster hat das Licht die Wolken zerteilt. Sie sehen jetzt nicht mehr aus wie Segelboote, sie erinnern an Speere, an Messer oder an andere spitze Gegenstände. Ich schweige.

»Das war grauenhaft«, murmle ich.

Linda Maier zieht eine ihrer scharf gezeichneten Augenbrauen in die Höhe.

»Das zu sehen und zu wissen, dass da drin jetzt ein Mensch gekocht wird …?«, fragt sie.

Ich nicke.

»Ja genau … also alles … dass der Mensch vorher missbraucht wurde und dann umgebracht … Das war grauenhaft. Das war furchtbar«, stammle ich.

Linda Maiers Gesicht spiegelt meinen Ausdruck wider, ohne seine verständnisvollen Züge zu verlieren.

»Schrecklich eigentlich …«

»Ja, total schrecklich«, antworte ich.

»Träumen Sie öfter so schreckliche Dinge?«, will Linda Maier wissen.

Ich schüttle den Kopf.

»Nein, noch nie hab ich so etwas Schreckliches geträumt. So was nicht«, sage ich leise und wische mir dann mit der Hand über den Mund, wie um einen schalen Geschmack loszuwerden.

Die Therapeutin sieht mich einfühlsam an, eine helle Haarsträhne fällt über die Stirn. Auch sie berührt kurz ihren Mund und schweigt.

»Mhm.«

Wieder muss ich den Kopf schütteln, weil die Erinnerung an den Traum auftaucht. Die Bilder stechen. Sie tun weh.

Ich versuche, mich an weitere Details zu erinnern:

»Und dann ist der auch noch frei herumgelaufen, der Mörder. Aber komisch, ich hab im Traum nicht gedacht, dass der böse ist. Ich hab sogar gedacht … es war so, als hätte ich es verheimlichen müssen. Also, ich hab alles gewusst … also der Mörder …«

Meine Sprache stockt, der Kehlkopf liegt mir schwer im Hals.

»... war Ihnen irgendwie nahe«, sagt die Therapeutin.

Ich schaue erstaunt auf. Ihr Blick scheint mich zu lesen.

»Genau, der war mir nahe«, erinnere ich mich dann mit Schaudern. »Ich hab niemandem sagen können, was er da verbrochen hat. Das war bedrückend.«

Ich lehne mich zurück. Der Himmel ist wolkenfrei, blau, in mir aber scheint alles dunkel. Linda Maier sieht mich aus grüngrauen Augen an.

»Mhm«, nickt sie. »Und sonst?«

Ich zucke mit den Schultern.

»Das war's auch schon eigentlich. Aber trotzdem schrecklich«, murmle ich.

»Haben Sie Angst gehabt?«, will die Therapeutin wissen.

Ich spüre dem Traum nach.

»Nein. Keine Angst«, gebe ich zu und wundere mich über mich selbst.

Linda Maier streift ihre Pulswärmer ab und legt sie auf den Tisch. Nachdenklich reibt sie ihre Hände gegeneinander.

»Okay. Also, als Sie das gesehen haben, was ist da passiert? Was haben Sie gedacht?«

Ich versuche, mich zu erinnern, aber mein Kopf kann keine klaren Gedanken fassen.

»Ich kann es nicht sagen. Es war ... grauenhaft«, murmle ich.

Linda Maier legt den Kopf in die Schräge, legt kurz ihre Arme um sich.

»Im Wesentlichen grauenhaft. Das ist also das wichtigste Gefühl: dieses Grauen!«

»Ja«, entfährt es mir da etwas lauter, »das Grausame. Und dass man da in was drin ist, was man nicht will. Warum muss ich das sehen, hab ich gedacht. Das will man gar nicht sehen.«

Linda Maier schüttelt bestätigend den Kopf.

»So etwas wollen Sie nicht sehen!«

»Nein«, sage ich.

Die Therapeutin richtet ihren Körper gerade und pustet sich eine Strähne aus dem Gesicht. Etwas Würdevolles liegt in diesem Anblick.

»Sie wollen damit nichts zu tun haben!«

»Genau!«, bestätige ich.

Dann zögere ich und füge leise hinzu:

»Aber ich hab es gesehen. Das macht es irgendwie …«

»… schwer?«, will Linda Maier wissen.

»Ja!«

»Wie einen Rucksack. Man trägt ihn und kann's niemandem sagen. Oder so ähnlich«, fährt sie fort.

Ich stimme ihr zu. Wie gut sie meine Gefühle versteht.

»Ja, weil man die Person kennt«, sage ich.

Linda Maiers Gesicht wird mit einem Mal riesig.

»Und sie beschützen muss, aus irgendeinem Grund …«, sagt sie.

Da spüre ich, dass mir übel wird. Um wen geht es denn eigentlich?, denke ich. Um sie oder um mich? Bilder aus meiner Kindheit schießen in meinen Kopf. Ich schiebe sie weg.

»Ich also … nein, also ich …«, stottere ich leise und merke, wie ich innerlich brüchig werde.

Die Therapeutin bleibt sanft. Wie eine Sonne steht ihr Gesicht im Raum, leuchtend.

»Es ist zu nahe vielleicht? Nicht? Sie fühlen sich reingezogen.«

Bestätigend nicke ich.

»Es ist zu nahe«, murmle ich.

»Oder? Viel zu nahe!«, wiederholt sie.

In mir bricht etwas auseinander.

»Ja, ganz«, flüstere ich.
»Hautnah!«, ruft die Therapeutin.
Ich versuche, Distanz zu gewinnen.
»Ja, der Topf. Der war nicht weit weg. Höchstens ein paar Meter. Also, im Traum.«
»Ja, natürlich. Im Traum.«
»Und wenn Sie raten müssten: Warum macht der das?«
»Ich … Wie? Ach so, ich bin eigentlich schon woanders …«, murmle ich, während mein Blick wieder aus dem Fenster kippt und mein Inneres mit ihm.
»Wie Sie wollen … sagen Sie!«
»Es ist ja so«, beginne ich und merke, wie meine Stimme gehetzt wirkt, wie ein gejagtes Tier, »dass eine Person im Traum ein Kind ist. Die ältere ist viel stärker.«
»Okay. Also die ältere Person tötet das Kind im Traum?«, will Linda Maier wissen.
»Ja, genau. Damit es keine Beweise gibt«, sage ich mit sehr überzeugter Stimme und wundere mich darüber, wie schnell ich immer noch spreche.
Linda Maier nickt.
»Die Spuren verwischen«, erklärt sie verständnisvoll. »Und damit die andere Person ganz weg ist … also das Kind …«, fährt sie fort und zögert kurz, doch ich bin schneller:
»… kocht sie es. Dass sich das ganz auflöst. Gekocht. Gegessen. Weg!« Mit den Händen wirble ich in der Luft herum.
»Ja, alles weg«, sagt sie. »Im wahrsten Sinne des Wortes: gegessen.«
Jetzt müssen wir beide lachen.
»Wie das Sprichwort, genau. Es bleibt nichts übrig.«

SCHMERZ

Linda

Was ich in den ersten Jahren gut kennenlerne, das ist der Zorn der Mutter. Ich wittere ihn schon, noch bevor sie schreit. Ich erkenne ihn an der Verengung ihrer Pupillen. Es ist dann so, als wäre sie ein Granitblock. Ich schaue sie in diesem Moment immer an. Wie im Traum. Meistens ist der Reis schuld. Ich habe ihn wieder einmal hinuntergeworfen, anstatt ihn zu essen, damit der blaue Küchenboden ein Feld wird. Reisfeld, das Wort habe ich gehört. Ich denke, dass vielleicht etwas wächst, wenn ich den Reis auf den Boden streue. Eine gute Idee, oder? Die Mutter sieht das anders. Sie ist wütend, sie lodert.

Eines Tages, als ich von einem langen Spaziergang in der Natur heimkomme, ist die Mutter besonders böse.

»Wie kannst du dich nur allein herumtreiben?«, ruft sie und funkelt mich an.

Der Tod ihrer eigenen Mutter, die sich mit Alkohol und Tabletten ins Jenseits befördert hat, er zehrt an meiner Mutter. Die Mutter ist wütend, und ihre Welt ist aus Warten auf den Vater, aus Kopfhängenlassen und aus Schimpfen gebaut. Die Wut meiner Eltern darf nicht meine werden. Ich schweige. Das macht meine Mutter noch wütender. Dann holt sie sogar mit der Hand aus und schlägt zu. Eben noch war ich eine Meistertänzerin – jetzt bin ich aus allen Wolken gefallen.

Für einen Moment schweige ich. Und noch bevor die Zunge sich regen kann, packt meine Mutter mich unsanft am Handgelenk und zerrt mich in mein Zimmer. »Mama!«, rufe ich da und bekomme Angst. Hart ist ihr Griff, und er hat so gar nichts gemein mit den sonst so zarten Berührungen der Mutter, wenn sie mich aufhebt und an ihre warme, pochende Brust presst, die wie die Sonne ist.

»Mama, du tust mir weh!«

Doch die Mutter hat mich längst unsanft auf die Kissen geworfen und dreht sich um. Ich kann es kaum glauben. Da geht sie, geht einfach weg! Sie entwischt wie ein Kolibri und ich eile hinter ihr her, als wäre ich eine Speerspitze. Nach einigen Schritten habe ich sie eingeholt, klammere mich an sie, klammere mich fest an ihrer karierten Schürze, in der Teigreste sich verklebt haben.

»Bleib da, Mama, bitte!«

Die Mutter verdreht die Augen, seufzt.

»Sei doch nicht so anhänglich«, murrt sie, ein wenig sanfter werdend. Dann schiebt sie mich in das Zimmer zurück und schließt die Tür. Ich höre den Schlüssel, wie er sich im Schloss umdreht. Ein bedrohliches Geräusch. Ich weine, aber ich werde nicht gehört. Nach und nach sinkt die Müdigkeit wie eine große Dunkelheit in mich. Dennoch, es dauert, bis ich einschlafen kann.

In dieser Nacht wälze ich mich unruhig umher. Im Traum erscheinen mir Wesen, deren Lichter blenden, und ich weiß nicht, ob sie Sonnen oder Feuer sind. Der Mond schüttet Staub auf mich. Alles ist hellblau. Die Nacht dreht mich um. Wer bin ich? Schrecken im Gesicht. Angst wie Krallen. Mein Bedürfnis ist jetzt das Sterben. Mein einziges. Da kommen hässliche Tiere auf mich zu und flattern girrend um mich herum. Sie haben Spukgesichter und umklammern meine Seele. Ich schreie.

»Ich will nicht!«

Aber keiner hört mich. Die Wesen werden mehr und mehr, ihre Flügel sind dunkel und sie töten die lichtfarbenen Schmetterlinge, die sonst meine Träume bewachen.

»Wir kochen dich in deinem Topf, und dann essen wir dich!«, rufen sie.

»Hilfe!«, schreie ich.

Am nächsten Morgen, als ich mit der Mutter zum Markt gehe, ist die Welt wie verwandelt. Da sehe ich, wie sie wirklich sind: die Erwachsenen. Und ich sehe die ranzigen, stinkigen Straßen. Alles verfault in der Kleinstadt, zwischen hässlichen, verrotteten Menschen stehe ich da und weiß nicht weiter. Lügnerisch sind sie und innerlich schmutzig, diese Menschen, denke ich. Es ist mir, als sähe ich zum ersten Mal. In mir verlöscht der Tag. Freilich, auch feine Damen mit langen Röcken und hochhackigen Schuhen staksen, ihre Schirme gegen den Himmel gerichtet, neben feinen Herren mit samtenen Blicken umher. Aber solche Damen sieht man nicht allzu oft hier. Meist sind es eher einfache, manchmal sogar verkrüppelte Leute.

»Ich will nach Hause, Mama«, murmle ich leise, als eine der Verkäuferinnen von einem Stand ihr eine Birne schenken möchte. Doch sie schüttelt den Kopf.

»Durst«, sage ich leise.

Irritiert blickt die dicke Verkäuferin mich an, lacht dann aber laut auf, sodass ihr Doppelkinn labbert. Sie reicht meiner Mutter ein Glas Wasser, dass diese mit peinlich berührtem Lächeln annimmt. Rasch greife ich nach dem Glas. Ich muss trinken, trinken. Alles, zu dem ich hinaufgesungen habe, ist verschwunden. Jetzt gibt es nur noch das Trinken als letzte Rettung. Dann muss man nicht reden. Ich schütte Wasser in mich hinein, immer wieder, wie um einen großen Schmerz wegzuspülen. Die Mutter greift nach dem Glas, nimmt es mir beschämt weg. Stockend sehe ich sie an. Fieber verbrennt mir den Mund. Plötzlich ist das Leben laut. Mir tut das Ohr weh. Die Meere meiner Träume, die ich vorher immer umsegelt habe, sind jetzt einsam. Alle Sehnsucht ist mit einem Mal aus meinem Kopf geglitten und ins Dunkel geströmt, einfach so. Zitternd sehe ich die Mutter an.

»Du glühst!«, sagt sie, langsam doch besorgt, und bedankt sich bei der Marktfrau. Dann streifen wir rasch nach Hause. Wir gehen durch den Wald. Aber der Wald ist jetzt kein begehbarer Wald mehr. Der Boden wie Teer, die Bäume wurzellos.

»Du Arme«, sagt meine Mutter und streicht mir über die Stirn.

Dann hebt sie mich hoch, trägt mich.

Ich atme. Ich bin glücklich, für einen Moment, denn die Mutter ist wieder lieb zu mir. Die Mutter streichelt mich jetzt und es ist, als würde man eine Blume an meine Brust stecken. Sie darf sich nur nicht entfernen, denke ich, denn dann wäre es, als stieße man einen Dorn in mein Herz. So schlafe ich erschöpft an der Brust der Mutter ein.

Am nächsten Morgen stellt ein Kinderarzt die Diagnose: Meningitis.

In der darauffolgenden Zeit liege ich oft im Bett. Beim Spazierengehen habe ich einen Stein gefunden, den ich jetzt immer wieder betrachte. Ich beatme den Stein, damit er lebendig wird. Weil ich mich allein langweile. Aber alles geht nicht, das lerne ich schnell. Auch die Sterne sind zu hoch oben und ich kann nicht mit ihnen spielen. Ich blicke in den Nachthimmel hinein und es ist, als sähe ich durch einen Schleier, durch Milch. Aufgelöst ist die Ferne, und ich habe gleichzeitig Sehnsucht und Angst vor ihr. Der Vorhang wird ein Segel, und das Fenster ist ein Boot, wie in meinem Kinderbuch. Ich stelle mir vor, dass ich damit umherfahre. Der Wind fängt sich darin, bauscht es auf, und die Bauschung treibt mich ins Weite. Ich betrete mein Boot und fahre darin hinaus. Ins Blau hinein. Weit, weit hinein in den Himmelsraum. Will befreit sein. Da merke ich, dass ich unendlich müde werde, und wende das Gesicht. Alles ist still.

ENTDECKUNG

Andrea

In Gedanken versunken wende ich Linda Maier das Gesicht zu.

»Er hat es also aus der Wirklichkeit verschwinden lassen, das Kind. Und warum hat er das gemacht? Es umgebracht? Davor?«, fragt sie.

Ich blicke hoch. Mein Blick hat sich im Vorhang vor dem Fenster verloren, der sich im Wind bauscht und an das Segel eines Bootes erinnert. Ich denke kurz nach.

»Aus Spaß, glaube ich«, sage ich dann. Mir schaudert.

»Dieser Täter hat so viel Macht«, sage ich tonlos, »den berührt nichts.«

»Ja«, entgegnet Linda Maier leise und verständnisvoll.

Ich sehe sie an, merke, wie ich ihre Nähe suche.

»Sonst kann man so etwas nicht machen. Oder?«, frage ich leise.

Ihr Gesicht wird dunkel.

»Ja. Also kaltblütig«, sagt sie leise.

»Ja.«

Stille.

»Ein kaltblütiger Mensch«, nickt Linda Maier nach einem Schweigemoment.

Meine Stimme ist ein Wispern, als ich antworte, mein Atem überschlägt sich in Wellen.

»Ja.«

»Und, hasst er? Oder ist es einfach so, dass es ihm egal ist?«, fragt sie nach einer Pause weiter.

Ich überlege, betrachte weiterhin das Fenster und merke, wie mir die Kraft ausgeht. Wellen der Müdigkeit steigen in mir auf und ab. Plötzlich reißt etwas in mir. Ich fühle nichts mehr. Ob das von der Überarbeitung kommt? Ich weiß es nicht.

»Er macht es, weil er anders nicht kann. Keine Gleichgültigkeit. Aber er kann nicht anders«, murmle ich dann, irgendwann und mit letzter Mühe, wie mechanisch, mir selbst fremd.

»Weil er muss?«, fragt Linda Maier.

»Ja.«

»Aus einem inneren Grund?«, bohrt sie nach.

»Ich glaube. Vielleicht«, murmle ich, und ein erneutes Gefühl der Schwäche schwappt über mich.

Die Therapeutin indes hat sich nach vorn gebeugt, und um ihre Mundwinkel zuckt es.

»Also wie bei Tieren, wenn sie jagen? So eine Art Trieb?«

»Ja. Nicht Hass«, sage ich bestätigend.

»Er hasst das Kind nicht?«

»Nein«, erwidere ich und merke, wie ein wenig Kraft in mich zurückkehrt. »Aber er hat es umgebracht, um sich zu schützen.«

Wieder herrscht einen Moment Stille.

»Würden Sie auch jemanden schützen auf diese Art?«

Ich merke, wie die Frage mich aufzucken macht.

»Ich weiß nicht. Ich bin ja unschuldig. Also im Traum«, murmle ich.

Linda Maier wiegt den Kopf zweifelnd hin und her.

»Sie hätten es sagen können, irgendwem!«

Ich überlege.

»Ja, stimmt. Jetzt im Nachhinein …«

Die Therapeutin nimmt ihre Pulswärmer in die Hand und schwenkt sie grüblerisch hin und her.

»Okay. Haben Sie auch einmal jemanden getötet?«

Ich nicke.

»Ja. Also im Traum …«

»Wie?«, fragt sie nach.

Ich versuche mich zu erinnern, blinzle. Blinzle das Fenster und den Himmel dahinter an. Langsam werden die Bilder klar.

»Erschlagen«, sage ich.

Linda Maiers Ausdruck wird scharf und hart.

»Und wie?«

Ich merke, wie ich ausweichen möchte. Stammelnd entgegne ich:

»Das … also, das waren verschiedene Träume … Aber immer bin ich irgendwo an einer Türschwelle. Und irgendwer kommt zu nahe. Den erschlage ich dann.«

»Aus Wut?«

Wie ein Pistolenschuss kommt es aus mir, sodass ich mich selbst über die rasche Antwort wundere:

»Nein!«, zische ich.

Ich gerate ins Stottern. Meine Stimme strauchelt. Ich versuche mich zu erinnern, doch der Traum ist nicht klar umrissen, er lauert wie ein Schatten in den hintersten Winkeln meines Hirns.

»Weil ich so eine … Angst gehabt habe«, murmle ich schließlich.

»Wovor?«

Ich flüstere: »Vor der Person.«

Wie ein Strich hängt das Echo meiner Stimme im Raum, tonlos. Ich sehe Linda Maier an.

»Was war das, was Ihnen so Angst gemacht hat?«

Ich krame in meinem Kopf, finde keine Antwort. Schließlich entgegne ich:

»Ich weiß nicht. Zu nahe ist die Person gekommen. Das war eine Gefahr.«

Mit einem Mal fällt mir Sascha ein, und dass wir bald heiraten werden. Ob meine Angst vor Nähe diese seltsamen Zustände der Ohnmacht auslöst? Aber wie kommt es dann, dass ich mir dieser Angst nicht bewusst bin, wenn Sascha und ich zusammen sind?

»Sie wissen nicht genau, was das war?«, fragt Linda Maier da und reißt mich aus meinen Überlegungen.

»Nein. Nur eine Gefahr. Irgendeine. Eine, der ich nur entkommen kann, wenn ich schlage«, entgegne ich.

Linda Maier zieht ihre Pulswärmer wieder an. Klarheit ist in ihre Züge getreten.

»Notwehr also«, sagt sie.

Ich fühle mich verstanden und nicke zaghaft.

»Jemanden zu kochen, ist keine Notwehr, oder?«

»War das Opfer männlich?«

Ich merke, wie ein Schweißfilm auf ihrer Stirn glitzert. Auch sie strengt die Befragung offenbar an.

»Bin nicht sicher. Ich glaub schon. Aber ich hab so viel Kraft gebraucht, um die Situation auszuhalten. Darum hab ich nicht genau hingesehen.«

Stille, für einen Moment.

»Wann hatten Sie diesen Traum das erste Mal?«

Der Himmel ist jetzt wolkenlos und klar. Blau und Weite liegen vor meinen Augen.

Ich überlege.

»Das ist lang her. Als Kind, glaub ich. Ich hab noch einen anderen Traum gehabt. Dass ich meinem Stiefvater den Kopf abhacke. Schlimm, oder?«, murmle ich und wische mir über das Gesicht.

»War er streng zu Ihnen?«

Betreten senke ich den Blick, fühle mich mit einem Mal schuldig.

»Ja.«

»Und der Traum mit dem Kochen, hat der was mit Ihrem Stiefvater zu tun?«

Sie hat es auf den Punkt gebracht. Mit einem Mal steigen alle längst vergessenen Szenerien wieder vor meinem inneren Auge auf: das gemeinsame Schwimmen im Hallenbad, mein Stiefvater, der mir den Badeanzug anzieht, mir dann einen Klaps auf den Hintern gibt. Meine Mutter, die kommt, fragt, warum ich so seltsam dreinblicke. Sein Lächeln, die Art wie er sie küsst, von mir wegzieht. Mir wird übel.

»Ja, vielleicht. Jedenfalls kann er sehr gut Dinge verbergen. Verstecken. Wie in einem Topf.

Und darunter brodelt es«, sage ich bitter.

»Bei Ihnen ist also immer alles unten gehalten worden?«, analysiert Linda Maier.

»Ja«, nicke ich. »Über viele Dinge redet man nicht.«

Die Therapeutin nickt.

»Also trauen Sie ihm das mit dem Kochen zu?«

»Ja«, sage ich leise.

Jetzt ist eine große Wut in mir. Ich begreife, wie viel in den letzten Jahren im Kochtopf brodelte. Gegessen. Verschwunden, denke ich und schweige.

»Haben Sie Angst?«

»Nein, eher Wut!«

Da huscht ein Lächeln über das Gesicht der Therapeutin.

»Das ist gut, behalten Sie die!«

»Ja, in Ordnung.«

Da steht Linda Maier auf.

Ich wische mir einzelne Schweißperlen von der Stirn.

»Wenn Sie nichts dagegen haben, würde ich Ihnen jetzt gern mein neues Computerprogramm zeigen«, sagt sie. »Kommen Sie bitte mit!«

Erstaunt folge ich ihr, betrete einen abgedunkelten Saal. Ein riesiger Bildschirm ist zu sehen. Linda Maier setzt mir eine Brille auf.

»Keine Angst«, sagt sie, »das ist eine 3-D-Simulation, die zur Meditation dienen soll.«

Ich will etwas entgegnen, doch schon durchzuckt mich ein helles Licht. Ich blinzle, schließe kurz die Augen und erkenne, dass ich in einem völlig anderen Raum stehe. Singende Blumen mit Augen stehen um mich herum, sie lächeln, spiralförmige Muster bedecken den Boden. Eine plätschernde, helle Musik ist zu hören, die von allen Seiten auf mich einprasselt. Doch sie ist mir seltsam fremd, seltsam entkoppelt von der Landschaft, die mich umgibt. Nichts scheint zusammenzupassen. Ich rieche Putzmittel, sehe Blumen und höre Meditationsmusik. Ich fühle mich wie ein schwankendes Schiff, merke, dass mir übel wird. Rasch nehme ich die Brille ab.

»Entschuldigung«, murmle ich.

Linda Maier sieht mich besorgt an, nimmt mich am Arm und führt mich wieder hinaus.

»Verzeihen Sie«, sagt sie, »für manche Menschen ist 3-D-Simulation verstörend, da Klang und Bild nicht übereinstimmen. Das hätte ich wissen müssen!«

Sie drückt mir ein Glas Wasser in die Hand, ich kippe es hinunter, schweige. Ich atme schwer.

»Wir arbeiten daran«, entschuldigt sich Linda Maier. »Das Programm heißt ALOBAR und wird gerade zur Behandlung von Traumapatienten entwickelt«, erklärt sie.

Traumapatienten? Habe ich ein Trauma? Es durchzuckt mich. Doch ich traue mich nicht zu fragen. Die Analyse meines Traumes hat mich zu sehr angestrengt.

»Irgendwie bin ich jetzt müde«, kommt es nahezu tonlos aus mir.

Die Therapeutin betrachtet mich verständnisvoll.

»Sollen wir schließen?«, fragt sie freundlich.

Ich nicke, fühle mich jetzt wieder entspannter.

»Danke«, sage ich, bevor ich die Praxis verlasse.

LERNEN

Linda

Als ich wieder gesund bin, behandelt mich die Mutter sanfter. Für einige Zeit ist alles etwas ruhiger in meinem Leben. Ich lerne von der Welt, lerne Worte wie »Sonne« und »Baum«. Der Vater erzählt mir abends Märchen, wenn hinterm Haus die Frösche quaken. Goldgelb schimmert ihre Haut, wenn es Sommer ist, das habe ich genau gesehen! Und der Vater erzählt von so einem Frosch, vom Froschkönig. Ich liebe seine Märchen, bei denen er manchmal selbst einschläft. Lange liege ich wach und alles scheint sehr friedlich.

Dann kommt Tschernobyl. Mitten im Frieden kriegen Kinder Köpfe wie Pilze. Schwammerlkopf nennt man das. Auch eines der ersten Worte, die ich lerne. Ich finde es lustig.

»Schwammerlkopf«, sage ich der Mutter und gluckse beglückt.

Sie haut mir dafür eine runter. Dann schreit sie:

»Das ist nicht lustig!«

Da begreife ich, dass ich sie verletzt habe. Worte sind wie Waffen, wie Geister oder Dämonen. Schnell mache ich den Mund zu, dass nichts Böses mehr rein oder raus kann. Ich schlucke, beginne zu weinen. Ich begreife nicht: Die Mutter hat Angst vor der Strahlung, vor den Folgen des atomaren Unfalls. Ich begreife nur: Meine Wange brennt und die Mutter brüllt. Das ist alles. Es tut weh. Wenn die Mutter schreit, stürzt der Himmel ein. Ich fühle mich, als wäre ich mit Dunkelheit gefüllt. Ich ringe mit der Angst, ringe mit dem Sterben. Ich werde so still wie der Tod. Wie ein Stein werde ich, wie jemand, der sich in tiefes Wasser fallen lässt und darauf wartet, dass er untergeht. Ich sinke in eine Ohnmacht.

»Schwammerlkopf«, murmle ich abends vor dem Einschlafen noch einmal vor mich hin und verstehe nicht, was daran so schlimm ist. Worte sind wie Luft, gewichtlos. Erst später verstehe ich das Drama dahinter. Die Mutter ist mit dem Bruder schwanger. Sie hat Angst. Aber das ist egal. Die Mutter findet immer etwas, wovor sie Angst hat. Die Angst färbt ab auf mich. Durch sie lerne ich schnell, auf der Hut zu sein. Ich verfolge bald schon alles, durchleuchte alles. Ich habe Radaraugen. Sie stehen nicht still. Wenn die Mutter mich in den Kindergarten bringt, ist der Weg lang. Der Wind drückt mich nieder, drückt auf mich, als hätte Luft Gewicht. Die Mutter atmet schwer. Sie sagt, ihr tue das Herz weh.

»Und du?«, fragt sie bemüht fröhlich, um mich abzulenken.

»Ich bin nervös«, sage ich.

Ich weiß noch nicht, dass es eigentlich die Mutter ist, die nervös ist. Ich kann mich noch nicht ganz von ihr trennen, habe keinen Begriff davon, wo sie anfängt und wo ich aufhöre. Das Wort zergeht mir langsam im Mund. Wie Eis. Ich zittere.

»Nervös!«

»Du brauchst doch keine Angst haben!«, sagt die Mutter. »Der Kindergarten ist schön!«

Der Kindergarten ist überhaupt nicht schön. Kaum bin ich da, will ich wieder nach Hause. Im Kindergarten weine ich. Ich weine immer. Ich schaue aus dem Fenster. Ich gehe immer wieder in Kreisen um die Tische, damit die Zeit schnell vergeht und die Mutter mich bald wieder abholen kann.

»Was hast du?«, fragt die Kindergartentante.

Ich schweige. Meine Liebe zur Mutter ist ein Geheimnis. Aber immer nimmt sie den Raum meiner Gedanken ein. Ich warte auf sie. Ich fühle mich halb. Das Uhrwerk tickt. Ich zähle die Zeit. Ich gehe um die Stühle. Ich wühle in Spielsachenkisten, willenlos. Um die Zeit zu verscheuchen. Aber die will nicht gehen. Sie will sich nicht einmal zählen lassen. Ich habe Angst.

Wenn ich abends im Bett liege, geht die Angst auch nicht weg, obwohl die Mutter nebenan liegt und der Vater laut schnarcht. Die Schatten werfen riesenhafte Flächen. Mein Mund bleibt offen. Vor Angst. Der Himmel war blau, jetzt ist er dunkel. Ich habe zu wenig Haut. Spüre meinen Körper kalt werden. Es ist, als wäre die Welt bloß eine morsche Kulisse. Als lauere etwas dahinter. Die Angst ist bodenlos. Wie verweint sieht der Garten aus. Ein toter Frosch in der Ecke unter dem Baum, von der Katze zerbissen. Leben, verderben, sterben. Wie durchlöchert fühle ich mich. Wer hat nur meinen blauen Himmel totgeschossen? War es der Nachbarsbub mit der Pumpgun? Er geht mit mir in den Kindergarten, und ich habe beobachtet, wie er Schmetterlinge in seine Spielzeugpistole steckt und dann schießt. Ich habe Angst vor der Erinnerung daran. Aber nicht nur davor. Die Wände sehen seltsam aus. Das macht die Dunkelheit. In der Dunkelheit ist mir alles feindlich gesinnt, sogar leblose Dinge wie die Steine im Garten. Zitternd betrachte ich von meinem Bett aus den Garten. Die Äste sehen aus, als würden sie mich würgen wollen. Ich schaue mich um. Die Äste sind böse. Mit Augen wie auf Stengeln kommen sie daher. Wollen in mich hineinkriechen. Ich will mich schützen, aber ich habe keine Ränder.

Nachts kommt mir manchmal sogar der Wind hart vor. Ich habe eine namenlose Angst. Alles erscheint hart. Ich suche Zuflucht in meinen Träumen, ich rede mit Gott. Im Flüsterton teile ich ihm meinen Plan gegen die Angst mit, leise. Doch wenn es dann noch dunkler wird, kommt kein Laut mehr aus meiner Kehle. Ich bin in mir selbst eingesperrt und Gott schweigt. Die Dunkelheit stülpt sich über mich wie ein zweites, ein hässliches Selbst. Ich habe sogar vor mir selbst Angst in der Dunkelheit. Ich fühle mich schattenhaft. Gleichzeitig fließe ich fort wie Wasser. Manchmal tapse ich dann heimlich ins Schlafzimmer der Eltern und betrachte sie. Sehe ihre Gesichter im Mondlicht glänzen. Das beruhigt mich. Aber nur ein bisschen.

Auch die Natur hilft gegen die Angst. Die farbensprühende Wiese, der Schatten der Bäume, die der Wind umspielt, das ist mein Glück. Die Berge haben Güte, viel mehr als die Menschen, finde ich. Wie Worte sind die Blumen für mich und sie sind meine Freunde. Nur wenn es Nacht wird, ruht der schattige Himmel schwer auf mir. Ich spüre ihn körperlich. Genau wie die Freude, die die ganze Natur am Morgen ausstrahlt. Wie sie Liebe um sich ausbreitet an kristallklaren Tagen. Ich spüre, dass die Luft meine Wangen färbt und freue mich darüber.

»Danke!«, sage ich dem Wind.

Bald schon merke ich: Ich bin ein Windkind. Ich liebe es, wenn der Sturm hinterm Haus den Wald und die Felder durchwühlt. Ich liebe den schwammigen See, der nicht weit weg ist. Das Wasser flüstert. In der Natur ist alles gut. Das Schöne zieht um mich, biegt um, bleibt stehen, es ist wie Moos, es schützt mich. Ich liebe es. Liebe das Laub, die Uferbäume. Wie viel die Menschen von den stummen Gewächsen lernen könnten, denke ich, wenn ich durch das Laub gehe und es rascheln höre.

Das Leuchten der Sonne flimmert um meine Glieder herum auf, wenn ich mich bewege. Ich bin in Glitzer gebadet, sobald die Sonne scheint. Ich bin in einem hellen Herumwirbeln. Es ist ein Getöse von Mücken in der Luft. Ich schwimme im Moment, solange ich in der Natur bin. Dort sammle ich Glück ein für den Rest des Tages. Für den Kindergarten und gegen die Angst und das Geschrei der Mutter. Ich bemühe mich, mich wacker zu schlagen. Die Landschaft hinterm Haus hilft. Ich kann gar nicht wirklich allein sein, wenn ich in der Natur bin. Immer drängt sich Himmel in meine Augen. Himmel, Weite und Wind. Ich liebe das Land. Ich liebe die Sprache des Weizens, der im Sommer groß und golden wird und wogt wie viele Wellen. Genau wie die Wellen des grauen, schlammigen Sees oder die Wellen der Baumwipfel. In der Landschaft finde ich Trost.

Es gibt so viele Kieselsteine am Rande des Sees, sie sind so zahlreich, das macht mir Angst. Dennoch, ich sammle sie, alle, und bemale sie, damit jeder noch einzigartiger wird. Dann verschenke ich sie an die Leute, die auf ihren Handtüchern liegen. Die meisten freuen sich, denn jeder nimmt gern das Geschenk eines kleinen Kindes an. Das begreife ich aber erst viel später. Sonnenlicht überflutet mich. Ich sehe in den See, der voll Schlamm ist. Dann versuche ich, sein Wasser in meinen Plastikkübel zu fassen. Ich schaffe es nicht. Ich scheitere. Wieder habe ich Angst. Dunkel sind die Schlammflecken auf der Haut, sie bleiben kleben, sie verkleben das Haar. Meine Freundin Kati und ich reiben unsere Luftmatratzen damit ein, wir reiben uns gegenseitig damit ein. Uns graust vor dem Schlamm, er ist dreckig und voll mit Würmern, und doch irgendwie gut in seiner Glitschigkeit. Fast so wie mein Geschlecht, das ich seit dem gemeinsamen Pissen mit der Freundin immer wieder betaste. Haarlos, glitschig und glatt. Und manchmal, nach dem Pissen, ein bisschen nass.

MISSBRAUCH

Andrea

In den nächsten Tagen fühle ich einen seltsamen Schmerz. Ich bin wie eine Auster, deren Muschelschale angeknackst ist. Zum Glück fällt es mir leicht, ihn zu verbergen. Als ich eine Woche darauf Linda Maiers Praxis betrete, trägt sie einen flauschigen, pinken Pullover und hat die hellen Haare mit einem Wollfilzband zum Dutt gebunden. Ich kann jetzt ihr Gesicht genauer betrachten. Die helle, austernartige Haut ist an manchen Stellen rosig und ein wenig faltig. Die Form des Gesichtes ist rund und erinnert an eine Putte, obwohl die Therapeutin eine Frau um die vierzig ist. Das Kantige der Brille wirkt ein wenig gegen dieses Runde. Vielleicht, überlege ich, benutzt Linda Maier die Brille nur, um ihrem Auftreten ein wenig mehr Durchsetzungskraft und Intellektualität zu verleihen? Wir setzen uns, und wieder sinke ich tief in das Sofa ein.

»Wie geht es Ihnen denn nach unserer Sitzung?«

Zugegeben: Es geht mir nicht besonders gut. Ich wache nachts schweißgebadet auf, kann Sascha nicht umarmen, weil ich ständig das Bild in mir habe, in meinen Handgelenken wären Messer eingebaut, die ihn verletzen könnten. Die Situationen, in denen ich umkippe, haben zugenommen.

»Nicht besonders …«

Linda Maier nickt.

»Das habe ich mir gedacht.«

Sie seufzt, fährt sich mit den Handgelenken über die Stirn.

»Ich will ehrlich zu Ihnen sein: Die 3-D-Simulation, mit der wir letztes Mal gearbeitet haben, war gar keine Beruhigungsmeditation.«

Ich merke, wie ich würgen muss. Mit einem flauen Gefühl im Magen erinnere ich mich an die Sitzung, die Blumen, die hellen Spiralformen und die Musik. Mein Bauch schwankt wie ein Schiff auf hoher See.

»Sondern?«

Linda Maier stößt ein Geräusch aus, das etwas von dem Schnauben eines Pferdes hat.

»Eine Art Test, wenn Sie so wollen«, sagt sie dann und senkt den Blick.

Mir wird immer mulmiger.

»Und«, frage ich schließlich leise, »habe ich ihn bestanden?«

Linda Maier lacht kurz und kehlig auf und kratzt sich am Kopf.

»Da gibt es kein Durchfallen«, meint sie dann, »ich wollte nur nachsehen …«

Sie bricht ab.

»Ach, wissen Sie was«, sagt sie dann rasch und springt auf, »ich mache es kurz. Die Simulation sollte testen, ob Sie einen körperlichen Missbrauch erlebt haben könnten.«

Fragend sehe ich sie an. In meinem Bauch krampft sich etwas zusammen.

»Wie … wie soll so eine Simulation das denn wissen können?«, frage ich ein wenig wütend.

Ich bin verletzt, komme mir hintergangen vor.

»Nun ja, sie wirkt auf das vegetative Nervensystem.«

»Das müssen Sie mir genauer erklären!«

Die Therapeutin atmet schwer aus, setzt sich wieder und reibt ihre Handflächen gegeneinander. Diesmal trägt sie keine Pulswärmer, und das Pink ihres Pullovers widert mich an. Dann holt sie aus:

»Sie haben mir erzählt, dass Sie hin und wieder zusammenbrechen und ihren Körper dann gleichsam von außen betrachten!«

»Ja, und?«, sage ich, immer noch wütend.

»Sehen Sie«, sagt die Therapeutin, »das nennt sich in der Therapie Dissoziation. Eine Dissoziation ist ein Zustand der Spaltung, der sich während einer traumatischen Erfahrung aus Selbstschutz ereignet. Die traumatisierte Person erfährt, dass der Zustand des Schmerzes unerträglich ist – das Gefühl einer Trennung, einer Verdoppelung.«

Sie schweigt.

»Und?«

»Menschen mit Dissoziation leiden oft unter dem, was für andere entspannend wirkt. Und genau das ist bei der 3-D-Simulation passiert.«

Ich springe auf, zittere vor Erregung.

»Soll das heißen, dass Sie mich nur benutzt haben, um Ihr Forschungsprojekt voranzutreiben?«

Da wird Linda Maiers Stimme ganz sanft. Ja, sie ist fast wieder so wie der Wind, der durch die Bäume der Blätter fährt. Ich kenne diese Klänge von den letzten beiden Sitzungen. Und seltsamerweise verfehlen sie auch diesmal ihre Wirkung nicht.

»Entspannen Sie sich.«

Die Therapeutin lächelt kurz und schweigt. Ich atme schwer. Versuche, mich zu sammeln.

»Es tut weh, einen Missbrauch zu erkennen. Aber Ihre Zustände haben damit zu tun«, meint sie dann.

Ich seufze, merke, wie meine Füße im Boden stochern. Fahrig ist mein Blick, der im Zimmer umherirrt. In meinen

Ohren sirrt es. Schließlich setze ich mich wieder. Ich sehe Linda Maier an, weiß nicht, was ich antworten soll. Da beugt sie sich ein Stück weit nach vorn, sodass ich den süßlichen Atem riechen kann, der aus ihrem Mund weht.

»Wenn Sie Heilung wollen, dann ist das der erste Weg dahin, das Erkennen der Verwundung«, sagt sie klar. Ich sehe ihr in die Augen. Sie sind grün und tief wie ein Bergsee. Langsam fasse ich wieder Vertrauen. Stille. Ich drehe den Kopf, sehe aus dem Fenster. Keine Wolke, an der mein Blick sich festhalten könnte.

»Was raten Sie mir also?«, frage ich leise.

Für einem Moment ist die Therapeutin still.

»Alles beginnt irgendwie«, sagt sie dann lächelnd. »Auch Ihre Verzweiflung. Sie hat eine Geschichte!«

»Wie die Märchen, die uns die Lehrerin in der Schule vorliest?«

»Vielleicht!«, entgegnet Linda Maier zärtlich. »Das müssen Sie mir sagen. Wie sieht die Geschichte Ihres Lebens aus? Ist sie ein Märchen?«

Ich sammle mich, langsam. Dann versuche ich, mein Leben noch einmal in Worten zusammenzufassen. Es gelingt mir nicht. Schließlich schüttle ich den Kopf. Ich habe mich nun entschieden, mit der Therapeutin zu arbeiten und nicht gegen sie.

»Nein. Das ist nicht so, mit Ende und Anfang. Eher wie mit Puzzlestücken«, versuche ich es langsam.

»Okay … denken Sie weiter daran … was sehen Sie, Andrea? Sind da Farben?«

Es ist das erste Mal, dass sie mich bei meinem Namen nennt. Gegen meinen Willen merke ich, dass mir das gut tut. Es schafft eine Art Vertrautheit, die mir warm und weich in der Bauchgegend aufploppt.

»Nein. Nur immer wieder das Gefühl, dass etwas lauert. In der Ecke. Es ist dunkel und macht mir Angst.«

Stille. Ich höre Linda Maiers Atem, wie er langsam ein- und ausströmt.

»Gut«, sagt sie, »es lauert, so wie das Kind im Kochtopf?«

Ich schlucke, sehe sie an.

»Sie meinen im Traum?«

»Ja!«

Ich überlege, will das Bild zu fassen kriegen, aber es entzieht sich mir, es flirrt davon, es fliegt weg ins Dunkel.

»Irgendwie, ja.«

Und nach einiger Zeit, ein wenig beklommen: »Es macht mir Angst.«

Die Augen der Therapeutin scheinen zu wachsen, sie werden groß, rund und lugen gütig hinter den Brillengläsern hervor, ohne dass sich ein Muskel in ihrem Gesicht bewegt.

»In Ordnung. Das geht vorbei. Gemeinsam mit der Erinnerung …«

Ich überlege weiter, doch alle Bilder scheinen mir zu entgleiten.

»Sonst ist da nix übrig in meinem Kopf«, murmle ich leise und blicke nach unten.

Ich merke, wie sich Linda Maier einen Ruck geben und aufstehen möchte. Jetzt kann ich den Zustand auch klarerer fassen. Ich höre etwas. Wie eine Art Echo. Es hat mit der Dunkelheit zu tun, die in mir selbst in einer Ecke gekauert daliegt und sich nicht ansehen lässt.

»Nur manchmal so Stimmen.«

Die Therapeutin hält in der Bewegung inne, zieht eine Augenbraue in die Höhe.

»Wie?«

Ich versuche, mich zu konzentrieren, versuche, an den Punkt des Erinnerns zu gelangen. Es geht nicht. Ich schwitze vor Anstrengung.

»Menschen ohne Gesichter, die über mich sprechen«, sage ich zitternd.

»Und was sagen sie?«

Ich strenge mich an, wende mich mehr und mehr nach innen, doch je mehr ich mich bemühe, umso mehr entgleiten mir die Bilder. Vor mir beginnt es zu flimmern. Der Kreislauf, denke ich.

»Keine Ahnung. Aber wenn ich genau hinhöre, sehe ich nichts mehr! Da ist nur eine Leere«, sage ich leise und schließe die Augen. Das Licht sticht. Meine Lider flackern schwer.

»Andrea. Schließ jetzt die Augen. Versuche, da mal reinzugehen«, sagt Linda Maier jetzt, und ihre Stimme ist wie eine Art Glocke.

Ich seufze, atme tief durch. Was mir eben noch entflohen ist, wird jetzt zu einer Art Sog, der mich mit sich zieht. Ich merke, wie ich nach unten falle, falle, falle. Dann ist ein Ruck in mir. Und auf einmal wird alles gefährlich hell.

»Okay … das ist … wie ein Traum … oder eine Erinnerung … irgendetwas Helles.«

»Sehr gut«, höre ich die Therapeutin sagen.

Dann Stille. Ich versuche, mich dem Licht zu nähern, vorsichtig, denn es ist stark und stechend.

Seltsam, denke ich, dass man so etwas empfinden kann, obwohl man die Augen geschlossen hat.

»Ja!«, sage ich schließlich, während ich mich fasse, mich an die innere Helligkeit gewöhne.

Hände schieben sich mir in den Blick. Sie sind leicht leberfleckig, klein und breit. Es sind die Hände meines Stiefvaters. Ganz klar erkenne ich sie wieder.

»Langsam tauchen Bilder auf. Die Finger des Stiefvaters sehe ich.«

Ich merke, wie alles eng wird mit einem Mal. Nicht nur außen drücken die Hände zu, wandern zwischen meine Beine und reiben. Nein, auch innerlich drückt etwas. Drückt gegen die Kehle.

Nimmt mir den Atem. Es schreit. Schreit, dass mir die Ohren davon platzen.

Raus. Nein, ich muss mich erinnern!

»Was ist mit den Händen?«, fragt Linda Maier.

Ihre Stimme steht klar und stark im Raum, wie eine Art Turm. Eine große Sicherheit, eine Festung ist diese Frau in diesem Moment. Ich sammle mich wieder.

»Sie kommen gefährlich nahe«, sage ich mit einer Stimme, die mir so fremd ist, dass ich sie fast nicht wiedererkenne.

»Also kamen … in der Erinnerung … ich weiß es jetzt wieder …«, stammle ich. Dann breche ich ab. Öffne die Augen. Das Licht im Raum ist ähnlich scharf und schneidend wie das Licht in meinem Inneren. Es tut weh.

»Ich hab Kopfweh«, murmle ich und reibe meine Augen.

Stille. Ich beuge mich nach vorn, versuche mich selbst zu umarmen. Ein großes Grauen ist in mir, und ich weiß selbst nicht, wieso.

Linda Maier steht auf, streift aus dem Zimmer. Dann kommt sie zurück und reicht mir ein Glas Wasser.

Ich trinke, zittere ein wenig.

»Jedenfalls sind da Schreie.«

»Schreie?«

»Ja!«

Ich ringe um Erinnerung, möchte etwas sagen, Tränen steigen mir in die Augen.

»Zwingen Sie sich nicht«, entgegnet Linda Maier nach einem Moment der Stille.

Aber in dem Moment fasse ich mich wieder: »Ja! Es war Nacht! Und Schreie, Schreie, meine Schreie. Ich war allein zu Hause mit meinem Stiefvater!«

»Sie wissen es noch?«

»Irgendwie. Ja. Und dass ich Angst hatte. Mehr nicht.«

»Und dann?«

»Dann ist das Licht ausgegangen.«

Ich schweige. Aber es ist, als wäre das Eis gebrochen. Alles steigt hoch in mir. Ich zittere.

»Und weiter?«

Ich sehe in ihr rundes Gesicht, ringe nach Atem. Die Worte kommen nur schwer heraus, aber immerhin, sie kommen wieder heraus.

»Da waren Geräusche«, sage ich mühevoll und wische über meine Augen.

»Geräusche?«

»Ja. Ich konnte es nicht verstehen. Nicht so wirklich.«

Meine Lider flackern wieder, und ich sehe, dass ich nicht allein mit dem Stiefvater bin. Da sind viele. Fremde Männer. Sie tragen Kapuzen, sodass ich sie nicht erkennen kann. Sie sind vermummt. Sie kommen auf mich zu, gefährlich nahe, lösen meine Schnürsenkel, knöpfen meine Hose auf. Ich kann ihre Gesichter nicht sehen, doch sie sehen mich, ganz. Sie schälen mich aus dem Hemdchen, werfen es zu Boden. Ich bin nackt. Ganz nackt. Meine Stimme klingt bleiern, als ich fortfahre.

»Dann haben sie einen Kreis gebildet und mich ausgezogen. In der Ecke stand der Vater …«, stottere ich langsam, »und hat dabei zugesehen.«

»Und dann?«

»Keine Ahnung … Schatten«, flüsterte ich und bin mir selbst fremd. »Sie überdecken alles. Ich weiß nichts mehr. Nur, dass ich Andrea heiße.«

Ich lache heiser. Das ist das Grauen, denke ich. Sonst nichts.

»Ich fühle mich von allem getrennt. Dann wird mir übel und ich sehe nichts mehr …«, murmle ich, öffne die Augen und blicke Linda Maier an.

Sie schweigt.

»Wie ist es, aus dem Köper herauszugehen?«, will sie wissen. »Vielleicht ein Schutz? Das Doppeltsein, schützt es vor allem, was dir zu viel ist?«

Ich nicke.

»Ja!«

Die Therapeutin sieht mich an und es ist, als hätte jemand einen Schleier zwischen uns vorgezogen.

»Das«, sagt sie, »ist Dissoziation.«

SCHLAMMMONSTER

Linda

Im Kindergarten lerne ich bald schon ein Mädchen kennen, das mir gefällt: Karin. Sie ist ganz anders als ich, braunhaarig, laut und furchtlos, mit einer leicht platten Stupsnase. Sie und ich, wir haben eine Katzenbande im Kindergarten. Sie ist die Mutter, und ich und alle anderen Mädchen, wir sind die Kinder. Einen Martin gibt es auch, der darf der Mann sein. Manchmal macht mir Karin Angst.

»Hinter meinem Kasten gibt es eine geheime Welt«, sagt sie. »Dorthin nehme ich euch mit, bei meiner Geburtstagsfeier. Dann können wir da leben. Ganz ohne die Erwachsenen!«

Das gefällt mir nicht. Ich will nicht weg von der Mutter, auch wenn sie zornig ist und oft schreit. Außerdem erzählt Karin, dass es in der anderen Welt Schlammmonster gibt, die unglaublich gern Spielsachen stehlen. Ich weigere mich, zur Geburtstagsfeier zu gehen. Aber freilich, ohne Karin zu verraten. Ich sage meiner Mutter nur, dass ich nicht will.

»Wieso? Karin ist doch deine beste Freundin«, sagt sie.

Ich will etwas antworten. Aber das mit der Katzenbande ist doch ein Geheimnis, also schlucke ich nur stumm. Nach der Feier fragt meine Mutter die Mutter eines anderen Kindes, wie die Feier denn gewesen sei.

»Sehr schön«, sagt die Mutter des anderen Kindes.

»Na bitte!«, erklärt meine Mutter und sieht mich an. Ich schweige. Ich bin selbst ein wenig verwirrt, denn alle anderen

Kinder sind von der Feier zurückgekehrt. Ob Karin mich belogen hat?

Ein Jahr später sehe ich Karin zufällig am See. Es ist Sommer, und wir sind ein wenig gewachsen. Karin geht jetzt in die Schule. Sie hat einen pinken Nagellack und liest Comics über Pferde und schöne blonde Mädchen. Wendy zum Beispiel. Katzen interessieren sie nicht mehr so. Aber die zehnjährige Laura, die hinter ihrem Campingwagen wohnt, die interessiert sie. Wir schwimmen gemeinsam, duschen uns ab und spritzen uns mit Wasser an. Als Karin einmal laut schreit, sage ich:

»Pass auf, sonst kommen die Schlammmonster!«

Da sieht sie mich aus funkelnden Augen an, denn Laura hat es gehört.

»Schlammmonster? Die gibt's doch nicht! Wie kindisch!«, sagt sie.

Später nimmt Karin mich beiseite. »Du darfst niemandem was erzählen. Weder über die Katzenbande noch über den Geheimgang oder die Schlammmonster. Verstehst du mich?«

Ich schüttle den Kopf. Ich verstehe gar nichts.

»Warum?«, frage ich schließlich.

Da dreht Karin sich um und läuft weg. Ich sehe ihren braunen Zopf, der hinter ihr herfliegt. Wie ein Pferd in einem ihrer Comics kommt sie mir vor. Eine Galoppierende. Ich schweige und denke lange nach. Dann komme ich zu dem Entschluss, dass sie mich belogen haben muss. Ich schäme mich über meine Gutgläubigkeit. Dass sie mich hintergangen hat, nagt an mir. Ich beschließe, von jetzt an vorsichtiger mit Freundschaften zu sein. Langweilig wird mir ohnehin nicht, denn bald schon kommt mein Bruder zur Welt. Es dauert, bis ich begreife, dass der Bruder kein Ding ist. Ich werfe ihn von der Bettbank. Für mich ist der Bruder eine Puppe. Auch dann noch, als er schreit. Erst das Schimpfen der Mutter weckt mich auf:

»Du verdammtes Biest!«

Ich schweige, zerbeiße mir die Lippen.

»Tut mir leid«, sage ich dann.

Und es tut mir wirklich leid. Denn es wird mir klar: Der Bruder ist ein Lebewesen.

Als ich begreife, dass ich ab jetzt mit meinem Bruder unter einem Dach leben muss, werde ich unrund. Der Bruder ist mir unheimlich. Er lässt mich nicht allein spielen. Wie ein Planet ist er in meine Umlaufbahn eingedrungen, ein Stern, dessen Gesetze ich nicht kenne, nicht ermessen kann. Welchen Bewegungen folgt er? Seine Anwesenheit ist raumgreifend. Ich bin eine Auster, ich ziehe mich zurück. Manchmal ist die Stille zwischen mir und den Eltern wie ein Vorhang. Immer, wenn die Großmutter da ist, fängt sie fröhlich zu plappern an und erzählt Märchen. Aber es hilft nicht. Das Schweigen zwischen uns ist tief.

Obwohl sie jetzt meinen Bruder hat, mit dem sie schimpfen und den sie wiegen kann, wird meine Mutter nicht gelassener. Wenn es ihr nicht gut geht, lässt sie es an mir aus. Es regnet, und ich werde beschimpft für den Milchfleck auf meinem Strickkleid. Die Torte ist nicht gelungen, und ich bin schuld, weil ich gespielt habe, anstatt meiner Mutter das Mehl aus dem Schrank zu holen. Wie das Spielzeug eines Monsters komme ich mir vor. Ich bin sprachlos geworden. Bin es gewohnt, dass man auf mich einschlägt. Der einzige Abstand zwischen mir und dem Außen ist ein überlanges Strickkleid, in dem ich ganz verschwinde. Mein Körper ist ein Laboratorium. Ich finde heraus, wie weit ich gehen kann, wie wenig essen, wie viel schlafen, wie sehr verschwinden. Später werde ich begriffen haben, jeder ist allein, selbst wenn ihm die Massen folgen. Am Grund der Grube tragen wir alle das gleiche Kleid, keines. Wir sind schutzlos. Wir schwimmen im Dunkel. Es hilft also alles nichts, was ich versuche. Meine Mutter schreit. Immer schreit sie, auch wenn sie schweigt. Der Klang steckt tief in meinem Ohr, in allen gewundenen Gängen, die Trömmelchen zucken nervös auf, ich bohre die Finger in meine Ohren, aber ihre Stimme ist innen. Und außen ist sie auch oft, vor allem dann, wenn etwas schmutzig ist.

Jedes Reiskorn am Boden macht sie verzweifeln. Dann schreit sie. Meine Mutter schreit. Ihre Schreie sind wie Pfeile, ich bin eine immer Getroffene. Wenn die Mutter schreit, sind Scherben in mir. Etwas zerklirrt in mir. Sie ist wie ein Platzregen, der auf mich einprasselt, schnell und gehetzt sind die Worte. Ich zittere, will mich strecken, Erde werden. Flach. Ganz verschwinden. Vielleicht auch Wasser sein, wegrinnen. Ich ziehe den Kopf ein, bemühe mich, ordentlich zu sein. Ich zittere vor ihr, picke jedes Reiskorn einzeln auf. Schnell vergeht mir der Appetit. Die Mutter ist das, was sie von Anfang an war. Sie ist eine Bedrohung und gleichzeitig der einzige Trost. Ich stecke in einem unendlichen Zwiespalt. Meine Mutter ist das alles aufsaugende Monster, dem ich nicht entkommen kann, und dann ist sie wieder eine Wiege, die Schlaflieder singt und mich in die Ruhe begleitet. Ich weiß nicht, wie ich ihr gerecht werden soll. Ich habe Albträume von weißen Bettdecken, auf denen plötzlich ein Blatt liegt, ein Laubblatt, in sich gerollt. Es verunstaltet alles. Da ertönt eine schrille Stimme in meinem Kopf, bösartig, laut, scheppernd. Ich begreife, es ist die Stimme der Mutter. Schweißgebadet wache ich auf.

Das Leben hat seine Spuren hinterlassen. Ich bin noch nicht alt. Aber ich habe schon eine Menge Narben. Die Naht geht immer wieder auf. Ich bin müde von zu wenig Schlaf.

GELÄHMT

Andrea

Am nächsten Tag fühle ich mich, als wäre ich gelähmt. Die Welt hat ihre Weichheit verloren. Alles scheint mir scharf und kantig. Die Gegenstände um mich herum machen mir Angst. Der Himmel ist wie tot. Er ist ein zäher Brei, in dem aschgraue Wolken lauern. Ich schlafe nicht wie sonst in Saschas Armen, sondern zu einer Kugel zusammengerollt irgendwo am Ende des Bettes. Am Morgen bin ich wie gerädert. Das Licht drückt. Es ist, als würde die Sonne mich mit toten Augen ansehen.

»Alles okay?«, fragt Sascha, während er mir den Frühstückskaffee unter die Nase stellt.

Ich betrachte ihn kurz. Alles an Sascha ist wunderschön. Das gekräuselte rötliche Haar. Das kleine Bäuchlein, das über seine Boxershorts lappt. Ich kann nicht. Kann ihm nicht sagen, was mit mir geschieht. Wie soll ich ihm all diese Scheußlichkeiten erklären? Die Vergewaltigung, die ich erlebt habe? Ich kann nicht. Ich sauge den Schmerz ein.

»Sicher«, sage ich, aber meine Lippen zittern.

Auch die Arbeit freut mich nicht besonders. Immer wieder kippe ich weg, schieben sich Hände in mein Blickfeld. Leberfleckig sind sie und klein, wie Tatzen. Es sind die Hände meines Stiefvaters. Dann tauchen auch die Gestalten wieder vor meinem inneren Auge auf. Sie tragen Kapuzen. Ein Schweißfilm bedeckt meine Stirn, als ich in die Mittagspause gehe. Ich kann nicht mehr. Die Sekunden scheinen sich ins Endlose zu dehnen. Ich habe das Gefühl, einer inneren Starre zu erliegen. Gleichzeitig aber tippen die Finger, ziehen Balken lang, suchen Maßstäbe. Alles wie gehabt. Alles kein Problem. Ich bin weiter.

Ich bin weiter in meinem Weitersein. So, als wäre nichts gewesen. Aber die Welt hat sich geändert, in mir hat sich etwas umgedreht. Alles erscheint mir dunkel. Als ich nach Hause komme, kann ich nichts, als in die Weite hinter dem Fenster stieren. Ich betrachte den Berg, der sich vor meinem Blick ausbreitet. Wie schlafend sieht er aus. Ein riesiges Monster, ein schlafender Gigant, den man wecken könnte, wollte man sein Leben riskieren. Ich starre den Berg an. Stundenlang. Meine Gedanken verschwimmen, und auch das Zimmer verschwimmt. Ich erinnere mich. Erinnere mich an meine Mutter, wie sie mir meinen Stiefvater vorstellt. Ein reicher Mann. Ein Mann mit Beziehungen, hieß es damals und: Gut, dass das Kind jetzt einen Vater hat. Dass man ihm später vorgeworfen hat, Teil einer Sekte zu sein, fällt mir wieder ein. Aber das war danach. Nach der Trennung meiner Mutter, die sich ein paar Jahre später in einen ihrer jüngeren Studenten verliebte und den Stiefvater fallen ließ. Da war ich längst in der Pubertät. Ich überlege, und die Bilder schieben sich übereinander. Kulte diverser Sekten fallen mir ein, über die ich gelesen habe, und bei denen Vergewaltigungen von Kindern keine Seltenheit sind. Eben erst hat man einen bekannten Firmenchef solcher Praktiken bezichtigt, fällt mir ein. Ob mein Stiefvater Teil so einer Bewegung war? Ich versuche, die Gedanken wegzuschieben. Alles esoterischer Blödsinn, sage ich. Dennoch scheint es mir, als schliefe in dem Berg ein lebendes, grauenhaftes Wesen. Mir schaudert. In mir wird es dunkel. Ich ziehe den Kopf ein.

»Alles gut?«, fragt Sascha da.

»Ja, nein, ich …«, stottere ich und schweige.

Sascha lacht.

»Aber was?«, fragt er und wischt mit einer sanften Geste über meine Stirn.

»Mir kommt vor, dass die Luft dunkel ist«, murmle ich.

»Wie?«

»Ich sehe einen dunklen Fleck«, versuche ich das Gefühl zu beschreiben. »Eine Art Schwarz, das sich herabsenkt!«

Und genau in dem Moment passiert etwas: Es flattert durch die Luft, rasch, zackig. Ich zucke zusammen, stoße einen Schrei aus und springe auf. Sascha ist genauso schnell wie ich und läuft der Bewegung in der Luft nach, holt mit einem Satz aus – und hat sofort etwas in der Hand. Ich zittere, als Sascha die Faust öffnet.

»Das ist bloß ein Falter«, sagt Sascha und betrachtet das tote geflügelte Wesen, das auf seiner Handfläche liegt.

Ich atme schwer, merke, wie mir die Tränen kommen.

»Du hast ihn erschlagen!«, wispere ich und starre Sascha völlig paralysiert an.

Er lächelt, küsst mich auf die Wange.

»Ja, weil er dir Angst gemacht hat, Darling«, sagt er, »Themenwechsel: Welche Tischkärtchen willst du zur Hochzeit?«

Als ich endlich wieder bei Linda Maier bin, scheint für einen Moment etwas in mir aufzuatmen. Es ist gut, den Abgrund der Vergangenheit mit jemandem teilen zu können. Auf dem Weg in den Behandlungsraum streift mein Blick mein eigenes Spiegelbild. Das, was mir da entgegenblitzt, ist erschütternd. Ich sehe schlecht aus, spindeldürr. Ich bin selbst schockiert von meiner Gebrechlichkeit. Dieses Wesen im Spiegel sieht so aus, als könnte es jeden Moment den letzten Atemzug tun.

Eine leere Hülle, die da ins Zimmer geht. Ein Mensch, der seelisch vollkommen ausgebeutet wurde und verstrickt und verloren in seinem Schmerz scheint. Bin das ich? Mit einem Mal schäme ich mich für mein würdeloses Auftreten. Ich merke, dass ich es nicht schaffe, Linda Maier anzuschauen, als ich in das Sofa einsinke. Ich fixiere meine Schuhe, inspiziere dann im Stillen jeden Körperteil der Therapeutin, fast so, als sei er losgelöst und füge sich nicht zu einer ganzen Person zusammen. Ich beginne zu weinen. Es ist, als wäre eine Blase geplatzt, es fühlt sich irgendwie gut an. Ich versuche gar nicht erst, meine Tränen zu verbergen. Linda Maier weiß längst Bescheid. Ich krümme mich in mich selbst hinein, kauere mich zusammen, mache mich zu einem Ball. Mehr denn je sinke ich ins Kissen ein.

Die Therapeutin kommt auf mich zu und legt mir die Hand auf die Schulter. Sanft ist sie, fast wie der Flügel eines Schmetterlings. Diese Berührung tut unendlich gut. Ich seufze. Linda Maiers Hand ist eine Blume. Ich greife nach dem Taschentuch, das sie mir gegeben hat und schnäuze mich.

»Und nun?«, frage ich leise.

Die Therapeutin steht auf, holt ein Glas Wasser, reicht es mir.

Ich trinke. Sie setzt sich und nickt.

»Zuerst müssen Sie sich stabilisieren«, sagt sie dann klar und leise. »Lernen, mit Ihren Erinnerungen umzugehen.«

Ich wische mir über den Mund.

»Und wie?«

»Das Alte kann man neu sehen«, sagt Linda Maier, »Sie werden lernen, sich selbst zu halten!«

Ihr Lächeln ist eine Welle, die über mich schwappt. Eine beruhigende Welle. Dennoch kann sie mir meine Beklommenheit nicht nehmen.

»Wie?«, frage ich erneut und merke, dass meine Stimme ein wenig gickst.

»Wirklichkeit hat nur mit der Wahrnehmung des Selbst zu tun.«

Ich überlege, was das genau bedeuten soll.

»Dann kann ich mir jede Wirklichkeit erschaffen, wenn ich mich selbst ändere?«

Linda Maier nickt.

»Es gibt da draußen keine Welt, die unabhängig von unserer Wahrnehmung existiert!« sagt sie.

»Also gibt es mich gar nicht, so wie ich denke, dass es mich gibt«, antworte ich dann leise und atme schwer.

»Oh doch! Sie müssen nur Ihr Denken ändern!«

»So einfach ist das?«

Linda Maier lacht.

»Nein, so schwer ist das«, entgegnet sie. »Konzentrieren Sie sich auf Ihre Wahrnehmung und überschreiben Sie die Vergangenheit. Schritt für Schritt. Das wird schon!«

Ich zögere, schließe kurz die Augen und versuche zu tun, was Linda Maier mir rät. Es gelingt nicht.

»Aber meine Wahrnehmung im Moment ist scheiße!«

Die Therapeutin beugt sich nach vorn und ihr Gesicht hat jetzt etwas Weises und Bedrohliches zugleich.

»Das Schlimmste kommt, wenn nichts Schlimmes mehr ist«, sagt sie, und für einen Moment bin ich mir wieder nicht sicher, ob ich ihr trauen kann. Dann verscheuche ich den Gedanken. Es ist mein eigenes Trauma, das mich misstrauisch macht. Kein Wunder, dass ich mich im Moment von allen Menschen hintergangen fühle.

»Mein Stiefvater«, sage ich da leise und mit seltsam mechanischer, mir fremder Stimme, »war ein sehr mächtiger Mann. Man hat ihm einmal in den Medien vorgeworfen, dass er Teil einer Sekte gewesen sei. Kann es sein, dass ich einmal …«

Ich schlucke, würge, bringe die Wörter nicht heraus.

Linda Maier nickt, legt mir die Hand auf die Schulter. Da ist er wieder, der Schmetterling. Für einen Moment bin ich getröstet.

»Dass Sie als Kind Teil eines solchen Kultes waren? Das ist gut möglich.«

Stille. Im Zimmer ist ein Riss. Ich weiß nicht weiter. Ich atme schwer.

»Ich vertraue Ihnen«, sage ich leise.

Linda Maier nickt.

»Wir kennen uns«, sagt sie, »aus der Zukunft.«

Ich sehe sie an. Ich verstehe nicht, aber irgendwie klingt der Satz schön.

»Aus einem anderen Leben?«, frage ich leise.

Sie lacht, und es klingt ein bisschen höhnisch. Erst später werde ich verstehen, wieso.

Stille. Mit einem Mal weiß ich nicht recht, was ich noch sagen soll. Ich weiß nicht, wo beginnen. In meinem Kopf ein Knäuel aus Bildern, Erinnerungen, Sätzen. Ich schweige. Das Denken erschöpft mich. Langsam sinke ich nach hinten und schließe die Augen. Meine Lider flackern.

»Gibt es irgendwas, was du mich fragen möchtest?«

Ich habe nicht einmal mehr genug Energie, um den Kopf zu schütteln. Ich senke mein Kinn zur Brust, ziehe die Schultern kaum merklich hoch. Dann öffne ich wieder die Augen.

Linda Maier sieht mich an.

»Es tut mir so leid. Es tut mir so unendlich leid, dass dich jemand so schrecklich verletzt hat!«

Ich seufze. Dass sie mich immer, wenn die Situationen intensiv werden, duzt, ist mir bereits aufgefallen. Ich lasse es geschehen, es ist wohl Teil ihrer Therapietechnik und hat den Zweck, Nähe herzustellen, denke ich. Diese nüchterne Analyse stabilisiert mich ein wenig, ich kann wieder sprechen.

»Was soll ich nun tun?«

»Beruhige dich.«

»Aber die Gedanken …«, murmle ich.

»Die Gedanken sind Tropfen. Und du kannst innehalten. Von Tropfen zu Tropfen. In Ordnung? Alles was du dazu tun musst, Andrea, ist atmen!«, sagt Linda Maier und betrachtet mich mit großen, grüngrauen Augen.

Ich schüttle den Kopf, presse die Lippen zu einem Strich zusammen.

»Ich habe Todesangst«, sage ich leise.

Linda Maier nickt.

»Das ist die gesündeste Reaktion, die es gibt.«

Ich stoße ein Schnauben aus.

»Großartig! Du weißt, was du tun musst.«

Ich sehe sie an und merke, dass ich ihre Gedanken lesen kann.

»Vor Gericht gehen«, sage ich leise.

»Ja.«

GROSSMUTTER

Linda

In meinen ersten Jahren steht sie da, groß und übermächtig, wie ein Felsblock. Die Mutter. Ich komme nicht durch sie hindurch. Sie ist längst tot, hat keinen Blick mehr, aber sie lässt mich nicht aus den Augen. Still sind ihre Augen, wie schwarze Seen. Ihr Dunkel schwappt über mich.

Bin ich schon der Himmel? Oder der Herbst? Ich habe Angst vor meinem Zimmer, Angst vor unserem Haus, Angst vor der Welt um mich. Nie kann man allein sein, und trotzdem ist man immer allein. Es ist nicht auszuhalten.

Weil bei der Mutter keine Zuflucht zu finden ist, halte ich mich an die Großmutter. Sie ist schon alt, etwas eingefallen. Ein Teil des Lebens zieht sich aus ihr zurück. Sie ist gläsern, filigran, durchscheinend, viel weniger eckig und kantig als die Mutter. Trotzdem ist ihre Haut rosig und ihr Lachen wie die Sonne. Sie scheint in ihr Haus hineinzuwachsen, in dem sie allein lebt, immer schon. Ganz allein ist sie eigentlich nicht. Sie ist Haushälterin bei dem Pfarrer, der gegenüber wohnt. Wir verbringen so viel Zeit dort, dass ich manchmal denke, die Großmutter ist bei dem Pfarrer zu Hause.

»Wo schläfst du?«, frage ich sie eines Tages.

»Bei mir natürlich!« sagt sie lachend.

Doch irgendetwas an ihrem Lachen ist eigenartig. Ich würde den Pfarrer lieber Großvater nennen. Er ist mürrisch und wenn ich die Katze jage, dann fuchtelt er mit den Stöcken nach mir. Er isst immer Marillenkompott zu seinem Schnitzel. Ich verstehe das anfangs nicht. Marillenkompott ist doch süß! Aber dann beginne ich zu begreifen, dass Gegensätze nebeneinander existieren können. Ja, sie stecken sogar ineinander wie verfilzte Haare. Einmal sehe ich meinen Bruder weinen, als er sich den Fuß gestoßen hat. Der Vater nimmt ihn zu sich, macht einen Witz, und schon lacht er wieder. So, denke ich, ist das mit den Schnitzeln und den Marillen. Ich versuche, von dem Pfarrer zu lernen. Und auch von der Großmutter.

»Warum habe ich so große Angst?«, frage ich sie eines Tages.

Die Großmutter lächelt und ihr Lächeln ist tausend Falten, ist eine Quelle von Licht, das durch meine inneren dunklen Räume bricht. Ich bin wie eine Trinkerin, ich höre auf alles, was sie mir sagt, ihr Wort deckt mich zu, wieder und wieder. Warm. Ich liebe es, wie um ihre Augen die Fältchen tanzen.

Großmutter lacht.

»Du wirst das Leben nicht lebend verlassen. Du wirst nicht mit heiler Haut davonkommen. Du wirst hinfallen, stürzen, dich verbrennen, Liebeskummer haben. Und am Leben bleiben, trotzdem. Und dann trotzdem sterben!«, sagt sie und zwinkert.

Ich sehe sie an, begreife nicht, wie lieb ich sie habe.

An einem der Morgen geschieht es wieder. Ich kippe ein Glas Saft um. Es schwappt auf den Küchentisch. Ich will den Saft wegwischen, aber ich habe nicht genügend Hände, ich greife nach einer Serviette, wische, verwische den Dreck, das macht alles noch schlimmer. Schließlich halte ich inne, verwundert, dass es noch still ist. Ich sehe die Mutter an, die vor mir sitzt, mit weit aufgerissenen Augen. Es sind die Augen eines Diebes. Wenn die Mutter nicht in der Arbeit ist, lauert sie mir förmlich auf. Ihre Augen finden alles, stehlen mir jeden Moment. Nicht einmal kacken oder essen kann ich in Ruhe. Ich habe Angst. Ich weiß, sie will mich schlagen. Aber ich weiß auch, ich darf es mir nicht anmerken lassen, dass ich mich fürchte. Doch es ist zu spät. Die Mutter weiß, dass ich in Gedanken schon ihre Handlung vorwegnehme. Das scheint sie noch wütender zu machen. Sie sieht mich an und ich ducke mich. Denn der Blick der Mutter ist jetzt tödlich. Ihre Glut tropft in mich hinein, wieder und wieder. Ich sehe sie an, wie gebannt, kann nicht wegblicken. Bei ihr sein heißt von Winden umstürmt sein.

Für einen Moment ist die Mutter still. Dann steht sie auf, kommt auf mich zu. Sie ist ein riesiger Berg, dem ich nicht ausweichen kann. Dem ich nicht ausweichen will, weil ich die Liebe des Berges brauche. Er ist stark und mächtig.

»Schon wieder den Saft verschüttet!«

Erbost blickt die Mutter mich an.

Sie rüttelt an mir.

»Hört das denn nie auf?«

Ihr Schimpfen ist hitzig und laut, aber dennoch gehen Frostkristalle von ihm aus. Mir tut der ganze Körper weh, die Haut, das Fleisch, jeder Muskel, bis in die Knochen hinein geht der Schmerz.

»Entschuldigung«, sage ich leise.

Doch es hilft nichts. Der Schmerz will nicht weggehen. Er bleibt schwer atmend in mir, er nimmt mir die Luft, weil er sie für sich braucht. Auch die Wut der Mutter geht nicht weg. Die Wut der Mutter zieht mich in sie hinein. Sie ist ein Sog. Sie will mich in sich aufsaugen, ganz. Erfolglos. Ich habe immer noch einen eigenen Körper, eine eigene Haut. Ich kann nicht mehr in sie zurückkriechen. Immer mehr versinke ich in ihrer Dunkelheit, aber gleichzeitig bin ich immer noch da. So wie jetzt. Ich sehe sie an. Die Zornesader auf ihrer Stirn pocht. Es ist, als sähe ich durch eine Wolke. Mir ist schwindelig. Meine Gedanken zerstreuen sich, sie flattern. Ich sinke in Dunkelheit herab, vollends.

»Schon wieder, Linda!«

Ich will reagieren. Aber ich stecke tief in einer Dunkelheit, die dumpf ist, als meine Mutter ihr Gesicht an meines drängt. In mir knistern wirre Gedanken. Die Mutter holt aus. Ich kenne das schon. Sie schlägt, sie schlägt wieder. Es ist, weil sie Angst vor dem Dreck hat. Ich weiß es. Ich vergebe ihr, noch bevor sie zugeschlagen hat. In ihrem ersten Schlag nehme ich schon alle weiteren vorweg.

»Warum weinst du nicht?«, fragt die Mutter später.

»Entschuldigung«, sage ich und presse ein paar Tränen hervor.

Sie und ich, wir haben mich verloren. Es gibt mich nicht mehr. Zitternd sitze ich vor ihr.

Mit geschlossenen Augen warte ich auf den nächsten Hieb, und auf den nächsten. Ich spüre nichts mehr.

Als ich die Augen öffne, bin ich immer noch nicht tot. Aber ich begreife, dass es schlecht ist, ein Ich zu haben. Es hat einen Körper, und der Körper tut weh. Ich versuche, das Ich wegzulassen. So lebe ich ohne Ich weiter. Dennoch, meine Seele ist voller Beulen.

Das Schreien der Mutter brennt durch die Tage. Ich suche Zuflucht in Büchern, obwohl ich noch gar nicht lesen kann. Ich bin Bücherfresserin so wie andere Menschenfresser sind. Alles ist von ausgeschlachteten Worten blutig, die ich noch nicht verstehe.

Ich schaue die Bilder an, ich durchblättere sie. Ich liebe die Bücher. Tausende verschlossene Türen sind in ihnen, in jedem Wort. Doch sie helfen nur bedingt. Denn die Tage ändern sich und nach jedem Streit kommt ein nächster. Die Tage sind voll düsterer Verheißung. Ich habe Angst, beiße mir die Lippen blutig. Alles wird bedrohlich. Die frisch gewaschenen Kleider, die die Mutter auf die Leine hängt, sehen aus wie Gehängte. Über meinem Blick sind lauter Wolken. Meine Angst geht nicht mehr weg. Ich trinke jetzt heimlich.

Ich werde misstrauisch. Ich fühle mich überall belauscht. Ich weiß, die Mutter schreit nicht immer. Oft entschuldigt sie sich auch dafür.

»Es tut mir so leid!«, sagt sie, »Das darfst du nie jemandem erzählen, sonst nehmen sie dich mir weg!«

Ich nicke. Ich kenne das schon. Wenn die Mutter aufhört zu schreien, spricht sie verweinte, wehe Worte, die nicht weniger bedrohlich sind als ihre Schreie. Sie knallen in meinem Kopf. Ich fühle mich wie von ihnen geritzt, zerfetzt, obwohl sie auch sanft klingen. Aber die Sanftheit ist bloß eine Kehrseite, die mich noch mehr zur Schuldigen macht. Ich erkenne durch das Flehen der Mutter, wie sehr sie es braucht, mich zu schlagen. Und noch mehr braucht sie es, dass ich ihr die Schuld dafür abnehme, dass sie mich schlägt. Ich mache mich also zum Opfer, um sie zu retten. Von jetzt an warte ich darauf, dass die Mutter mich schlägt. Ich will bestraft werden für das, was ich getan habe. Die Mutter braucht jemanden, den sie bestrafen kann. Also mache ich absichtlich Fehler. Ich weiß ja, sie schlägt mich nur aus Angst. Aus Angst vor dem Dreck. Und aus Angst kehrt sie mir dann ihre sanfte Seite zu, aus Angst, mich zu verlieren. Der Angst der Mutter werde ich fortan nie wieder entkommen können. Sie verästelt sich, kriecht in mich hinein und wirbelt in meinem Gehirn umher wie wilde Tiere. Ich warte auf das Spiel. Es ist immer dasselbe Spiel. Die Mutter schreit. Dann, keine zehn Minuten später, will sie mich in die Arme nehmen, aber ich zerfließe unter ihr wie Luft. Ich spüre ihre Berührungen nicht mehr. Ich bin wie Nebel. Ich sehe aus wie Wasser. Nicht greifbar. Auch durch die Mutter spüre ich mich nicht besser, werde nicht wärmer. Kalt ist sie. Es ist, als wäre Schnee auf der Mutter liegen geblieben. Sie ist so abgekühlt, dass nichts schmilzt. Eben noch hat sie mich geschlagen, nun weint sie wieder.

»Das darfst du niemandem sagen«, flüstert sie, »sonst nehmen sie dich mir weg!«

Ich nicke, verwirrt. Ich umarme sie. Langsam wird sie wärmer, kehren die Farben des Sommers in ihr Gesicht zurück, das ich nur von seltenen Momenten kenne, und sie wippt mich auf ihren Knien auf und ab. Wie schnell die Gefühle der Mutter sich ändern können, Welle um Welle schwappen sie übereinander.

»Ich liebe dich«, höre ich die Mutter sagen.

Ich nicke. Ich weiß bereits, dass sie lügt. Sie liebt mich nicht, sie braucht mich. Aber es hilft nicht, mit der Mutter zu streiten.

»Ja«, sage ich deshalb nur leise.

Von da an höre ich den Erwachsenen brav zu, glaube ihnen aber kein Wort mehr. Die Wörter prallen an den Dingen ab und doch helfen sie, dass man sich ihnen nähert. Es ist seltsam, denke ich. Ich verstehe die Welt nicht.

VOR GERICHT

Andrea

In der nächsten Zeit fühle ich mich wie gelähmt. Tot und dürr ist alles und ich bin weiter. Mein Leben geht weiter, so, als wäre nichts gewesen. Aber innerlich fühle ich mich wie ausgesaugt. Menschen machen mir eine namenlose Angst. Ich vermeide Gruppenveranstaltungen, verbringe die Abende in mich zusammengerollt vor dem Laptop oder dem Fernseher, eng an Sascha gekuschelt. Da ist es behaglich. Da fühle ich mich für Momente sicher. Sogar das Fahren mit der U-Bahn ist zu einer fast unmöglichen Handlung geworden. Ich will niemandem in die Augen sehen, versuche, Distanz herzustellen. Immer schiebe ich meine Tasche zwischen die Leere und den Menschen, der sich neben mich setzen will. Ich mag allein sein. Mit einem Mal hasse ich alles Fremde. Ich ziehe den Kopf ein, spekuliere darauf, dass mich so keiner sieht. Ich trage Mützen, damit man nicht viel von meinem Gesicht erkennt. Vergebens. Sie verrutschen, wenn ich mich bewege. Sie sind keine verlässliche Hilfestellung. Ich beginne, mich übermäßig zu schminken, lackiere meine Nägel, damit möglichst viel von meinem Ich überdeckt wird. Doch auch das hilft nur für Momente. Der Lack splittert ab. Hinter der Mascara sind Falten. Meine Augen sind erschöpft, der Blick, als hätte er Flügel, irrt immerzu umher. Alles hat die gleiche Erscheinungsform wie ein Traum, aber ich bin wach. Trauma, hat

Linda Maier gesagt. Und wahrscheinlich hat sie recht. Alles ist leer und surreal.

Ein Zustand, der sich nicht ertragen lässt. Lieber würde ich ganz verschwinden. Ich sehne mich nach dem Nichts. Dem perfekten Nichts. Wo nichts stirbt, sich nichts verändert, sich nichts weiterentwickelt.

»Bist du okay?«, fragt Sascha mich eines Abends.

Ich sehe ihn an, während ich mich neben ihm unter der Decke verkrieche. Das ganze Bett riecht wunderbar nach ihm. Sauber und hell, wie der Hinterkopf eines Babys. Vielleicht riecht nur Gott so, denke ich. Ich möchte so sein wie Sascha, ich komme ihm ganz nahe. Er atmet wie Erde.

»Ich weiß auch nicht«, murmle ich leise, »ich verändere mich eben.«

Ich sehe Sascha an, sehe seine braungebrannte Haut, das Lächeln, das sich um die Augen kerbt. In meinem Bauch flattert etwas, wie Engelsflügel. Oder Schmetterlinge. Nur tobender. Aber trotzdem weich. Ist das Verliebtsein? Wie kann das denn sein, denke ich, nach all den Jahren noch immer verliebt? Aber es ist so. Mir kommt vor, als sähe ich Sascha zum ersten Mal. Helle Wellen durchfließen mich. Ich lächle und habe das Gefühl, wie frisch gewaschen zu sein. Für einen Moment bin ich eine neu erwachte Welt. Ich möchte ihn haben. Seine Haut, seine Ohren. Alles von ihm. Reglos in ihn hineinfließen. Da wird mir seine Frage wieder bewusst.

»Sascha«, sage ich dann leise. »Ich wurde als Kind vergewaltigt.«

Er starrt mich an, mit offenem Mund. Der Mund schließt sich nicht. Es ist, als stünde die Zeit still. Meine Kindheit hängt wie eine Glocke über mir. Der Schlamm vergangener Jahre schwappt aus mir heraus. Ich möchte etwas sagen, etwas wie mach dir keine Sorgen.

Doch aus mir kommt kein Wort.

Es dauert, bis Sascha sich gefasst hat.

»Du musst Anzeige erstatten«, wispert er.

Schließlich lasse ich mich von Sascha überzeugen. Wir gehen zur Polizei. Dort geschieht alles sehr schnell. Ich bin mir selbst fremd, als ich mit einem der Beamten, der hinter einer Glaswand sitzt, spreche.

»Ich möchte Anzeige erstatten«, sage ich fast lautlos.

Er deutet mir, Platz zu nehmen.

»Bitte setzen Sie sich!«

Mit tauben Füßen schiebe ich meinen Körper auf den Sessel. Er ist hart. Überhaupt: Alles ist hart hier. Das Licht tut weh. Die Welt ist zu hell. Ich spreche fremd, mit einer Zunge, die nicht mir gehört, schildere meine Erlebnisse. Der Beamte hört mir zu, er nickt.

»Sie wissen, dass Rodelius Neumann, Ihr Stiefvater, vorbestraft ist?«

Ich nicke. Betrachte schweigend meine Finger. Es kommt mir vor, sie würden jemand anderem gehören. Es dauert eine Weile, dann sirrt der Drucker. Ich merke, wie ich zu weinen beginne.

»Ist in Ordnung, Andrea«, murmelt Sascha leise und führt mich langsam aus dem Wachzimmer.

Wie hinter einer Glaswand setzt sich mein Leben fort. Ich fühle mich körperlos, zu einem Geist geworden. Als wäre ich aus Holz. Wie ein Baum bin ich, rühre mich nicht mehr. Meine Augen kommen mir vor, als wären sie erblindet. Mein Kopf ist zerschmettert. Die Dunkelheit ist nicht mehr einfach nur dunkel. Die Dunkelheit macht Angst. Ich bin wie ein ausgetrockneter schwarzer See. Ich will weitergehen, aber ich fühle mich, als würde ich in einem Strom aus Nichts rudern. Da ist nur Schwärze in meinem

Kopf. Keine Geräusche mehr, Stillstand. Alles wie paralysiert. Wo früher Hoffnungen und Sehnsüchte waren, ist nur mehr das Nichts, mit riesiger Wucht. Ich werde von allem überflutet.

Einige Wochen später findet die Gerichtsverhandlung statt. Sascha, Linda Maier und mein Anwalt sind dabei, um mir zu helfen. Als ich das riesige Gebäude betrete, fühle ich mich verloren. Zwar scheint die Sonne und die geräumigen Säle sind hell erleuchtet, doch das erleichtert die Orientierung nicht, erschwert sie sogar. Aber da kommt mir zum Glück Linda Maier zur Hilfe, die neben mir herstöckelt. Seriös und stark wirkt sie in ihrem taillierten Damenanzug. Ein dezenter Schweißfilm glitzert auf der Stirn, und die Locken fallen ihr kess ins Gesicht.

»Wir sind da! Kämpf weiter!«, sagt sie, und ihre Stimme dringt hinab bis in die Tiefe meines Ich, in das ich mich zurückgezogen habe. Da merke ich, dass ich ehrlich sein kann.

»Ich kann nicht!«, sage ich leise.

Linda Maier nimmt meine Hand, drückt sie. Das hilft, jedoch nur kurz.

Wie nackt komme ich mir vor unter all diesen Blicken, ja, ein Mensch, der sich völlig auszieht.

Der Stiefvater betritt den Saal. Klein und eingefallen sieht er aus, er ist alt geworden in den letzten fünfzehn Jahren, und das schüttere Haar legt den Blick auf einen kahlen Hinterkopf frei. Für einen Moment wird die Wut in mir wieder groß, die Erinnerung kommt über mich. Für einen Moment kann ich mich nicht halten. Doch da sieht der Stiefvater mich an und geht auf mich zu.

»Nur mehr Haut und Knochen bin ich. Was wollt ihr denn noch, woher denn der Hass?«, fragt er mit leiser Stimme. Ich beiße mir auf die Zunge. Rasch zieht Linda Maier mich in eine Ecke.

»Lassen Sie meine Mandantin in Ruhe«, fährt der Anwalt meinen Stiefvater an, der zusammenzuckt. Meine Blicke sind wirr, irren umher, suchen, finden: die leberfleckigen Hände. Es sind jetzt die Hände eines alten, gebrochenen Mannes. Ich kann keinen klaren Gedanken fassen.

»Wie soll das nur weitergehen?«, murmle ich ratlos und blicke Linda Maier an.

»Alles hat seine Zeit!«, sagt sie leise und freundlich, »Und alles rächt sich in sich selbst.«

So folgen wir meinem Anwalt in den Gerichtssaal.

Eine riesige Treppe bestimmt das Treppenhaus. Mit müden Augen betrachte ich all die Menschen, die an ihr vorbeiziehen. Überall wuseln sie umher, sich selbst fremd. Als würde man sie auf die Schlachtbank bringen.

»Ich bin ein Tier, das ihr zum Schafott führt«, sage ich zu Linda Maier.

Sie schüttelt ihren hellen Lockenkopf.

»Aber nein!«

Ich bemühe mich, zu lächeln, dennoch: Mehr und mehr knicke ich ein. Alles spult sich vor mir ab wie ein Film: die Begrüßung, das Hervorheben in den Zeugenstand. Ich betrachte das Gewand des Richters, habe das Gefühl, mich in einer Computersimulation zu befinden. Ist das das reale Leben?

Als man mich bittet, zu sprechen, falle ich endgültig in mich zusammen. Die Hände verkrampfen sich, ich stottere, strauchle. Aus mir kommt kein Laut. Man stellt mir die eine, die wichtige Frage: »Was ist in den Nächten, an denen Ihre Mutter auf Urlaub war, zwischen Ihnen und dem Stiefvater geschehen?«

Ich ringe nach Atem. Gerate ins Stottern.

»Ich …«

Was folgt, ist nichts als Stille.

Das ist das Ende, denke ich, und atme noch einmal tief ein und aus.

Ich lege den Kopf zur Seite und betrachte für einen kurzen Moment meinen Stiefvater mit flackernden, matten Lidern. In dem Moment legt Sascha mir die Hand auf die Schulter.

»Wir schaffen das!«, nickt er zuversichtlich und greift nach meiner Hand.

Ich bemühe mich zu lächeln, und für einen Moment freue ich mich über das Leuchten, das sich über sein Gesicht schiebt. Sascha hat etwas getan, was man bei Gerichtsverhandlungen üblicherweise nicht tut. Und das für mich. Ich bekomme Flügel, ich fasse mich.

»Da waren Männer«, sage ich dann mit klarer Stimme. »In schwarzen Kapuzen. Sie haben einen Kreis um mich gebildet.«

»Konnten Sie Gesichter erkennen?«

Ich merke, wie meine Lippen zittern.

»Nein«, sage ich ehrlich. »Nur Hände. Aber die Hände, die mich auszogen, sie hatten die Leberflecken meines Stiefvaters!«

Stille.

»Warum«, will da der Anwalt meines Stiefvaters wissen, »wissen Sie das so genau?«

Ich betrachte ihn. Sein scharfgeschnittenes Gesicht wirkt angespannt.

Ich schweige. Wie soll ich erklären, dass diese Hände mich so oft angegriffen, ausgezogen, an mir gerieben haben, wenn meine Mutter nicht da war? Ich starre Linda Maier an, die einen klaren Blick mit meinem Anwalt austauscht.

»Einspruch!«, ruft dieser, während er sich erhebt.

Ich möchte noch etwas sagen, aber eine fremde Dunkelheit bricht über mich herein. Wie eine Glasglocke ist sie, nimmt mich gefangen, ganz.

Ich falle. Es ist wie ein Verschlussgeräusch. Mund zu. Ich höre, wie das Blut durch mein Hirn rauscht. Mein Hirn ist ein Gewölbe. Als ich die Augen öffne, liege ich auf einer Bahre. Über mir ist der Himmel. Die Wolken sehen aus wie Gläser mit Milch darin. Ich reiße den Mund auf, mein Schrei bleibt stumm.

»Geht's dir besser?«, fragt Sascha, als er mich einige Zeit später nach Hause bringt.

»Ja«, lüge ich.

Alles kommt mir seltsam vor, der Himmel ist wie aufgerollt. Ich habe das Gefühl, als wäre ich in einem Computerprogramm gefangen. Lebensleer wirken die Dinge um mich herum. Die Welt ist mir zu hell. Ich will sie abstreifen wie ein Gewand. Will ins Dunkel. Schlafen.

»Du bist müde, oder?«, liest Sascha da auch schon meine Gedanken.

»Sehr«, sage ich und merke, wie meine Lippen zittern.

Als wir den Weg vom Auto zur Wohnung gehen, fühle ich mich allem fremd. Alle Menschen wirken auf mich wie dumpfe Larven. Alles rinnt an mir vorüber.

»Die Verhandlung … wie …?«, murmle ich.

Sascha lächelt, fährt mir über die Stirn.

»Du warst wunderbar«, sagt er lächelnd, »jetzt solltest du erst einmal zu Kräften kommen. Dann sehen wir weiter.«

BACKEN

Linda

Zerbrechlich bin ich. Wie die Welt. Unbeständig. Ich kenne mich nicht. Es helfen nur Worte. Sie schaffen Abstand. Aber Worte helfen nicht immer, das begreife ich schnell. So suche ich Trost in der Natur. Inmitten der Einöde, der Einsamkeit, begegne ich einem kleinen Vogel. Er sieht aus wie aus Gummi, wie Gelée. Er hat noch keine Augen. Mir graust, weil er so zart ist. Dennoch, er ist mir heilig.

»Der ist aus dem Nest gefallen«, sagt die Mutter, »lass ihn liegen.«

Ich pflege ihn. Für mich ist seine Zerbrechlichkeit magisch. Sie hält mir einen Spiegel vor. Sie zeigt mir, dass ich nackt bin. Ich füttere den Vogel. Ich wünsche mir, der Urahn so eines magischen Vogels zu sein, und ich will für ihn sorgen. Doch am nächsten Morgen ist er gestorben. In meinem Traum sehe ich ganze Scharen von Vögeln. Ich sehe sie, wie sie sich herniederlassen, als wären sie Wolken. Sie formen ein Dach. Sie bilden eine Höhle um mich herum. Kreisend steigen sie auf, dann gruppieren sie sich abwärts. Immer sind sie in Bewegung, wie das Leben, doch sie schützen auch immer. Dann pressen sie sich eng aneinander und bilden flatternd ein Blätterwerk aus Federn. Dabei zittern sie, aber so leicht, dass sie dennoch stabil sind. Wie Sträuße sehen sie aus. Sie sind mein eigener Hofstaat, mein Himmel. Mein Höhlenhimmel.

Manchmal träume ich von Schläuchen, durch die ich von einer Höhle in die andere gelange, wie über eine Art Rutsche. Ich falle weich, um mich herum liegen lauter Kuscheltiere.

Dass es trotzdem auch gute Erwachsene gibt, lerne ich mit der Zeit. Meine Großmutter zum Beispiel. Sie ist rund und weich, wie der Teig, den sie knetet und der dann im Ofen aufgeht. Meine Großmutter backt. Sie backt Buchteln, sie backt Grammelpogatscherl. Alles ist knusprig und rund. Aber die Buchteln sind süß, und die Grammelpogatscherl pikant. Ein komisches Wort. Pikant. Ich helfe ihr. Trenne Ei von Dotter, obwohl ich nicht weiß, warum.

»Manche Dinge sind so, weil sie immer so waren«, sagt die Großmutter.

Sie ist katholisch. Sie betet viel. Und oft sagt sie wahre Worte. Ich lausche gern den Worten der Großmutter.

»Was ist der Sinn des Lebens?«, frage ich sie einmal und die Großmutter antwortet:

»Gott macht uns, und er zersetzt uns wieder«, sagt sie. »Wir gehören nirgendwohin. Wir sind Türen, die sich öffnen und schließen.«

Ich lausche den Worten, die ich nicht verstehe, und ich sehe die Großmutter an. Ihre Augen durchdringen alle Hüllen, die die körperliche Gestalt verbirgt. Ein Blick, der ins Bodenlose geht. Wie ein See ist die Großmutter tief.

»Uralte Zeiten gab es hier einmal, die Zeiten der Sonne«, fährt sie fort.

»Dann wurde das Buch. Die Worte wurden gebannt in die Heilige Schrift, daran glauben die Indianer. Aber nie hat man das Buch herausgetragen oder angesehen, denn man erblindet an seinem Glanz. Es hat eine Schrift, die von selbst leuchtet!«

Ich höre gebannt den Worten zu.

»Ich will auch lesen können!« sage ich.

Die Großmutter lacht, als hätte ich einen Witz gemacht. Dann antwortet sie mit herrischer Stimme:

»Die Bücher sind im Haus der heiligen Worte. Da sind sie gut aufgehoben. Und du gehst jetzt schlafen.«

Bockig schüttle ich den Kopf, spüre, wie meine Haare fliegen.

»Ich will!«, wiederhole ich.

Doch es hilft nichts. Die Großmutter spricht nicht weiter. Ich schweige schließlich.

Ich will nicht streiten. Ich bin zu müde. Traurig sehe ich die Großmutter an. Zum Glück erzählt sie nun doch noch ein Märchen. Dann ist alles gut.

Auch Peter, der Freund meines Vaters, ist ein guter Erwachsener. Einmal koche ich für Peter Grammelpogatscherl. Er kommt zu Vaters großer Geburtstagsfeier. Die findet bei uns im Haus statt. Alles ist besonders und aufregend, und ich darf im Doppelbett der Eltern schlafen. Aber davor darf ich noch kurz wach bleiben. Und ich darf Peter, der riesengroß und sehr dick ist, ein paar Grammelpogatscherl geben.

»Du bist selbst ein Grammelpogatscherl!«, sagt Peter.

Er lacht, und sein ganzer Körper bebt.

»Ich heiße Linda«, sage ich.

»Entschuldige«, antwortet er.

Ein Erwachsener, der sich entschuldigt! Das ist mir noch nie passiert. Es imponiert mir.

»Grammelpogatscherl ist aber auch gut«, sage ich da schnell.

Peter nickt.

Ab jetzt wird mich Peter immer so nennen. Er wird später als Bauer in einem Entwicklungsland arbeiten. Er wird traurig zurückkommen und hier eine Schafzucht gründen. Er wird depressiv werden, und er wird sich zu Tode fressen. Buchstäblich. Mit über zweihundert Kilo wird er sich nicht mehr bewegen können, er wird sterben. Gerade noch rechtzeitig vor dem Ausbruch der Corona-Pandemie. Peter war immer schon intelligent, er hat begriffen, wann Zeit ist zu gehen. Einmal beobachte ich ihn, wie er mit seinen dicken Würstelfingern den Kopf eines Hundes streichelt. Winzig wirkt das Tier, seine Hände hingegen sind wie die eines Riesen. Er bewegt kaum die Fingerspitzen. Nie hast du einen Menschen so zärtlich streicheln gesehen. Viele Jahre lang wird mich das Bild begleiten. Peter.

Die Großmutter kann noch mehr als nur backen. Sie kann auch erzählen. Wenn die Großmutter Märchen erzählt, ist ihr Mund eine Quelle. Sie hat ein Genießergesicht, aus dem ein herrlicher Blick flammt. Manchmal betrachte ich sie und begreife ihre Sanftheit nicht. Dabei sieht sie der Mutter doch so ähnlich. Die Großmutter ist warm, die Mutter aber kühl, obwohl sie beide blond sind und helle Haut haben. Wie kommt das bloß?

Eines der Märchen, das die Großmutter immer wieder erzählt, ist das des Basilisken. Der Basilisk ist ein schreckliches Ungeheuer mit einer Krone auf dem Kopf, das in einem Brunnen haust. Ich sehe das Monster vor mir, mit messerscharfen Eckzähnen, groß wie Dolchklingen, mit einer gespaltenen Zunge, mit starrem Blick. Der Blick eines Basilisken. Ich kenne die Sage von der Großmutter. Sie macht mir unendliche Angst. Ein Knurren, ein Scheppern. Augen, die in der Dunkelheit blitzen.

»Ich fürchte mich«, sage ich leise.

»Vor dem Basilisken?«, fragt die Großmutter.

Ich überlege. Eigentlich weiß ich gar nicht genau, wovor ich Angst habe.

»Vor der Dunkelheit vielleicht«, murmle ich dann vage.

Die Großmutter lächelt.

»Licht kann nur leuchten, wenn es Dunkelheit umgibt«, sagt sie.

Ich nicke.

Aber es macht den Schmerz nicht besser, denke ich dann und schweige.

»Du musst auf dich aufpassen«, sagt die Großmutter plötzlich. »Keiner wird da sein, dich streicheln, die Tränen abwischen, so wie ich jetzt.«

Sie fährt mir über die Wange.

Ich nicke beklommen. Ich sehe die Großmutter an, meine Augen zerreißen. Ich fühle mich von allem getrennt. Mein Herz ist zerrissen. Mein Flüstern kann nicht leise genug sein. Ich bin nicht zu sehen, nicht zu finden. Ich habe mich verkrochen. Möchte verschwinden. Ich irre umher. Vor allem habe ich Angst, will weglaufen und gleichzeitig näherkommen. Die Angst hat eine scheußliche Anziehungskraft auf mich. Als müsste ich in mein Verderben laufen, um die Mutter zu verändern.

DAS LEBEN DANACH

ANDREA

Bald schon ist klar: Der Urteilsspruch lautet schuldig. Ich weiß, ich sollte dankbar sein, erleichtert. Aber es gelingt mir nicht. Ich fühle mich beschwert, beladen. Nichts kann mich aus meiner inneren Starre lösen. Auch nicht das Hochzeitskleid, das ich gemeinsam mit Sascha anprobiere. Es ist schlicht gehalten, aus weißer Spitze, eng tailliert und weit ausgeschnitten.

»So kommt dein schöner Hals zur Geltung«, sagt Sascha, während ich mich im Spiegel betrachte.

Die Verkäuferin nickt begeistert, natürlich, sie will Geld machen. Ich betrachte mich und denke, dass ich klapprig aussehe.

»Schwanenhals, oder?«, fügt Sascha lächelnd hinzu und zwinkert.

Ich betrachte mich im Spiegel. Nichts an mir kommt mir schön vor. Blass wie der Tod bin ich. Weiß wie ein Schwan. Als hätte mich irgendwer ausgekotzt. Sascha scheint meine Gedanken zu lesen und wirkt wie immer beruhigend auf mich ein.

»Du wirst wunderschön sein. Es wird sein wie in einem Traum!«, sagt er zu mir.

Ich nicke, schlucke schwer und lächle dann, so gut ich kann. Dabei bin ich mir dessen bewusst, dass mein Lächeln eher verzerrt aussieht. Wie eine Fratze. Ich habe keine Träume mehr, bin nicht mehr in meiner Mitte. In dem Moment sieht Sascha mich an. Seine Augen sind wie dunkle Spiegel. Ich liebe dich, will ich sagen, doch das Wort zerbricht mir im Mund. Ich glaube nicht mehr an Worte.

Betreten blicke ich zu Boden. Sascha rettet mich.

»Wir nehmen das Kleid«, sagt er.

Als wir nach Hause gehen, das Paket mit dem Kleid im Arm, beginnt es über unseren Köpfen grau zu werden. Am Himmelsrand zuckt es. Endlich, denke ich, ein Gewitter. Ich bin fast froh, dass etwas schreit, aufschreit. Es ist besser als diese Leere, die mich umgibt.

»Bist du glücklich?«, fragt Sascha und dreht den Kopf zur Seite.

Ich sehe ihn an.

»Ja«, sage ich rasch, und für einen Augenblick bin ich es wirklich. Es beginnt zu regnen.

Die meisten Menschen schlafen und sind verschlossen wie Austern. Auch im Büro macht nichts mehr Spaß. Wie leere Schalen kommen mir alle Menschen um mich vor. Wie Maschinen, die nur ihre Arbeiten erfüllen, die nie anhalten, einem nie wirklich begegnen. Ich möchte anders leben. Ich möchte mich auflösen. Aber es gelingt mir nicht.

»Wie geht es Ihnen mit Sascha?«, fragt Linda Maier, als ich wieder in ihre Sitzung komme.

Ich schweige kurz, überlege.

»Ich liebe ihn«, sage ich dann und meine es auch so.

Linda Maier nickt.

»Warum?«, fragt sie.

»Er zeigt mir meine Kindheit«, erkläre ich.

»Wie war sie denn, Ihre Kindheit?«, will Linda Maier mit einem wie immer einfühlsamen Lächeln wissen. Ich taste mich gedanklich vor, krame in meinen Erinnerungen, doch das Seltsame ist, ich finde nichts. Da sind die Hände des Stiefvaters, da sind die Kapuzenmänner, aber jenseits dessen habe ich keine Bilder. Ich schweige betreten.

»Alles in Ordnung?«

Ich schweige, betrachte beklommen meine Hände.

»Nein«, sage ich. »Nein. Ich bin eine Verliererin. Eine absolute Niete. Ich kann nichts mehr!«

Mit einem Ruck springe ich auf, spüre, wie mir die Tränen in die Augen steigen.

Linda Maier bleibt sitzen, schweigend und ruhig wie ein stiller Teich, so, wie ich sie kenne.

»Sie können sehr viel, finde ich!«, wendet sie ein.

Ich schüttle den Kopf.

»Nein! Begreifen Sie nicht: Ich habe keine Kindheitserinnerungen! Sie sind weg! Da ist nichts als ein schwarzes Loch, wenn ich versuche, nach ihnen zu suchen!«

Verstört wische ich mir über die Augen, blicke aus dem Fenster. In mir ein Zittern, ein Beben. Jeder Gedanke an Sicherheit bleibt aus.

»Du bist perfekt, da ist nichts, was man dir hinzufügen könnte!«, sagt Linda Maier. Wie immer, wenn es intim wird, duzt sie mich. Ich nehme dieses Detail aber nur am Rande wahr.

Ich schüttle den Kopf.

»Glaub mir, ich muss es wissen«, fügt sie da hinzu, und für einen Moment hat ihr Gesicht etwas Geheimnisvolles. In mir stockt es. Erst später werde ich begreifen, was sie damit meint. Jetzt aber bemühe ich mich, mich zu sammeln.

Meine Augen sind erschöpft, der Blick, als hätte er Flügel, irrt immerzu umher.

»Alles hat die Erscheinungsform wie ein Traum, aber ich bin wach«, sage ich leise.

Linda Maier nickt.

»Das nennt man auch Trauma«, sagt sie, »setzen Sie sich.«

Für kurze Zeit verharren wir beide schweigend. Dann steht die Therapeutin auf, streift zu einem Wandschrank und kommt mit einem kleinen Päckchen zurück, das sie mir unter die Nase schiebt. Ich stutze.

»Antidepressiva?«

Linda Maier zieht eine Augenbraue in die Höhe, ihr rundes Gesicht ist plötzlich scharf geschnitten. Ich zucke zurück.

»Aber ich …«

Sie lächelt.

»Ich weiß, was Sie sagen wollen. Sie sind nicht krank!«

Schweigen. Ich presse meine Lippen gegeneinander.

»Schauen Sie«, fährt Linda Maier fort und beugt sich zu mir, sodass ein paar ihrer hellen Strähnen ihr in die Stirn fallen. »Wenn jemand Kopfschmerzen hat, nimmt er Tabletten dagegen. Oder?«

In mir surrt es. Ich nicke beklommen.

»Eben!«

Mit einer triumphierenden Geste legt die Therapeutin die Tabletten auf den Tisch.

»Sie müssen nur zur Ruhe kommen, das ist alles!«, sagt sie und lächelt mich an.

Als ich die Psychotherapeutische Praxis von Linda Maier verlasse, fühle ich mich immer noch, als gäbe es mich nicht. Ich bin leer. Wie eine ausgelutschte Frucht. Ich trage den Tod in den Fußstapfen. Ich bin ohne Vergangenheit und Zukunft, denke ich, als ich nach Hause gehe. Die Pille nehme ich rasch im Badezimmer ein. Sascha sage ich davon nichts.

In den nächsten Tagen bin ich immer müde. Wieder sehne ich mich nach dem Nichts. Dem perfekten Nichts. Wo nichts stirbt, nichts sich verändert, nichts sich weiterentwickelt.

Ich fühle mich gläsern, geistig geworden. Holz oder so. Wie ein Baum bin ich, rühre mich nicht mehr. Meine Augen sind wie erblindet, nur meine Gedärme zucken noch nach. Mein Kopf fühlt sich an wie zerschmettert. Dunkel ist nicht mehr Dunkel. Es ist wie ein ausgetrockneter schwarzer See. Ich will weiterleben, weitergehen, weiterrudern, mich auf die Hochzeit freuen. Ich versuche, mich zu motivieren, tauche tief ein in mein Herz und suche Liebe darin. Aber ich finde nichts als Schwärze. Hier, tief drin in mir, klingen keine Geräusche mehr nach. Stillstand. Alles ist wie paralysiert.

Eines Abends, als ich von der Arbeit nach Hause komme, gebe ich mir einen Ruck. Ich beginne, die Wohnung zu durchsuchen. Versuche, Spuren zu entdecken, Dinge, die mich an meine Kindheit erinnern könnten. Gibt es irgendwo Fotos, alte VHS-Kassetten, Briefe oder Ähnliches? Ich krame in der Lade unter meinem Schreibtisch, streife durch die Küche, das Wohnzimmer, nichts. Die Bilder an den Wänden zeigen Sascha und mich, lächelnd, Arm in Arm. Einmal beim Golfspielen. Einmal in einer Kneipe. Einmal am Strand. Auch daran, begreife ich, habe ich keine Erinnerungen. Ich merke, wie mir zusehends übel wird. Langsam sinke ich aufs Sofa, und ich beginne, innerlich zu zittern. Wer bin ich?

In dem Moment kommt Sascha nach Hause. Das Geräusch des Schlüssels, wie er sich im Schloss umdreht, macht mich schaudern. Ich zucke auf. Sascha tritt ein, scheint guter Dinge zu sein. Er hat Wind im Haar und seine Haut ist sonnengebräunt, obwohl es Winter ist.

»Na Süße?«, flüstert er, kommt auf mich zu und drückt mir einen Kuss auf den Mund.

Der Kuss schmatzt ein wenig. Ich bin unfähig, mich zu bewegen.

»Sascha«, sage ich da leise und kneife die Lippen zu einem Strich zusammen.

Er lässt sich neben mir aufs Sofa fallen, knipst den Fernseher an.

»Ja«, meint er, schon halb abwesend, und verstrubbelt mir das Haar.

»Ich habe keine Erinnerung«, sage ich leise.

Sascha rückt näher an mich heran, ohne den Blick vom Fernseher abzuwenden.

»Das ist doch normal, bei einem Trauma, hat die Therapeutin gemeint, oder?«

Ich schüttle den Kopf.

»Du verstehst nicht«, sage ich dann noch leiser. »Ich meine damit: überhaupt keine. Ich habe gar keine Erinnerung mehr an frühere Ereignisse.«

Ich bin keine Stimme. Ich bin die Tochter einer Stimme. Ein Echo. Ein Spiegel. Meine Stimme ist mir selbst fremd. Sie girrt wie eine Taube.

Sascha nimmt meine Hand.

»Du musst dir Zeit geben«, sagt er und sieht mich nur kurz an. »Das wird wieder. Alle sagen das!«

Ich möchte lächeln, optimistisch nicken, doch ich fühle mich wie gelähmt.

Mein Kopf ist ein Wirrwarr. Ein Nebeneinander von Zeiten, ich gleite umher, glitsche aus. Finde mich nicht mehr.

Nach ein paar Momenten der Leere fasse ich mich wieder. Ich stehe auf, gehe aus dem Zimmer, schlucke zwei der Pillen, die Linda Maier mir verschrieben hat.

»Lass uns ein Computerspiel spielen«, schlägt Sascha da vor. »Im Fernsehen läuft nur schwachsinniger Kram.«

Ich nicke.

»Gute Idee«, sage ich und spüre, wie ich langsam ruhiger werden.

Es ist, als würde sich eine Glocke über meinen Kopf stülpen. Während Sascha zum Bildschirm geht, das Programm wechselt und die beiden Joysticks anschließt, merke ich, dass die Leere von einer wolkigen Dumpfheit erfüllt wird. Ich fühle mich stabiler, lasse den schwarzen inneren See hinter mir.

Ich bin eine Aufgetauchte. Zurück aus dem Wasser des eigenen Wahnsinns. Ich habe mich aufgebraucht. Jetzt bin ich ein leuchtender Geist in der Nacht. Die klare Sicht der Sterne auf der Stirn. In den Augen. Sascha öffnet das Fenster. Ich lache über die Kälte. Ich spüre sie nicht mehr. Wie heimgekehrt in eine andere Welt fühle ich mich. Mit voller Kraft beginne ich, mein digitales Rennauto mit meinem Joystick zu starten. Ich ramme Sascha sogar, nehme die Kurven rasant und beschwingt. Ob es mit Saschas Gutmütigkeit zu tun hat? Eines jedenfalls steht fest: Ich gewinne ein Spiel nach dem anderen. Langsam dunkelt die Nacht zu unserem Zimmer herein, und ich fühle mich auf gewisse Art und Weise erleichtert. Die Probleme sind durch den Fokus auf das Sirren des Bildschirms in ein anderes Licht gerückt.

»Lass uns was zu Abend essen«, meint Sascha da.

Erstaunt blicke ich auf die Uhr. Wie schnell die Zeit vergangen ist.

Ich halte nach Zeichen meines Körpers Ausschau. Hunger, Durst? Da begreife ich, dass ich keine Bedürfnisse habe. Mein Körper ist nichts als eine Illusion, ein Programm. Ich selbst bin ein Computerprogramm. Mir schaudert, aber mit einem Mal fühlt sich die Erkenntnis nicht so schlecht an. Vielleicht deshalb, weil ich davor die Pillen genommen habe.

»Wollen wir meine Mutter nicht mal wieder zum Abendessen einladen?«, frage ich Sascha, als er die Nudeln in den Kochtopf wirft. Erstaunt blickt er auf, während es im Kochtopf zu blubbern beginnt. Es dauert einige Momente, bis Sascha antwortet. Seine Augen sind ein wenig geweitet, als er mich ansieht.

»Deine Mutter ist tot.«

BÜCHER

LINDA

Ich werde älter. Wenn ich in den Spiegel blicke, sehe ich, dass meine Augen in meinem Gesicht kleiner wirken. Mir helfen zwar die Märchen und die Bücher, aber auch sie sind nur ein schwacher Trost gegen die Angst und das Schlagen der Mutter. Je älter ich werde, desto weniger Sicherheit geben sie mir. Noch vor der Grundschule bringt mir die Großmutter auf mein Drängen hin das Lesen bei. Ich liebe das Lesen. Die Wörter stäuben aus den Mauern, sie halten sich nicht mehr in ihren Rahmen. Ich kann die Dinge nicht mehr in Begriffe fassen. Ich halte ganz still, wenn ich mit anderen Menschen bin, wie um sie nicht zu schrecken. Fast so, als wäre ich gefährlich. Ich weiß selbst nicht, wieso. Ich verharre. Ich bin wie gelähmt. Die Lippen halte ich eng verschlossen. Ich bin ein Stein, der sich manchmal bewegt. Mein Mund ist ein ausgedörrter Wassergraben, wenn ich zu viel spreche. Ich spreche nicht gern. Es macht durstig. Ich weiß dann nicht, wo ich hinschauen soll. Bloß nicht den andern in die Augen. Ihre Sätze verletzen, sie schmettern. Das habe ich von der Mutter gelernt. Die Sätze der anderen Menschen sind Sturzwellen, die auf mich einprasseln. Dann verlasse ich meinen Körper, bin irgendwo draußen, stehe vor mir.

Für jedes ungute Gefühl beiße ich mir ein Stück meines Nagels ab. Das ist gut. Ich spüre dann den Schmerz. Es ist die Glut des Lebens. Manchmal werfe ich den Schmerz aber auch hinter mich, dann bin ich stolz. Doch dann kommt die Traurigkeit, vor ihr gibt es keine Rettung. Als ich meinen Kuschelfisch verliere, zerfließe ich in Tränen. Die Eltern kaufen einen neuen, aber der ist für mich nicht derselbe. Sie verstehen nicht, was Verlust heißt, denke ich. Oder?

An manchen Tagen tanzen immer noch Freude und Dankbarkeit in mir, denn ich bin ein Kind. Aber ich muss diese schönen Gefühle loslassen, wenn die Tiefe der Nacht und mit ihr die Angst zurückkommt.

Die ist immer noch da. Auch wenn ich jetzt mit dem Bruder in einem Zimmer schlafe. Gut sind nur die Abende. Da bin ich schon halb im Schlaf, halb der Nacht zugekehrt. Ich mag die Dunkelheit, nur vor dem Schlafen habe ich Angst.

»Gib die Ängste in eine Schachtel und stell sie weg«, sagt der Vater. Das hat er von seinem Psychotherapeuten. Aber ich weiß ja nicht einmal, wie die Ängste aussehen oder wie ich sie benennen kann.

»Ja«, sage ich und werde ihn fortan nicht mehr um Rat fragen.

Die Angst bleibt. Die Angst ist groß und ohne Worte. Sie nähert sich immer wie ein unabänderliches Übel, und mir wird schlecht dabei. Schon dämmert es hinterm Haus. Aus allen Ecken kriechen Monster. Mein Atem macht Würgelaute. Er ist mir fremd, er hängt bedrohlich in der Luft. Wie ein Schleier, der nicht von mir stammt. Auch vor meinen Kuscheltieren fürchte ich mich. Monchichi, so heißt das Tier, das die Großmutter mir geschenkt hat. Ich sollte es lieben, doch mir graut vor ihm. Es stinkt, ist aus Gummi und mit einem pelzigen Fell überzogen. Es hat Sommersprossen, und es grinst so komisch. Als wäre alles gut. Mir graut vor dem Monster, das die Großmutter billig in der Trafik gekauft hat.

Für mich. Ich werfe das Monchichi in die Spalte zwischen den Matratzen des Doppelbettes, weil ich mich vor ihm ekle. Dann tut es mir leid, mein Herz reißt fast. Ich will es wieder hervorholen, doch es liegt unten, tief unten, begraben im Schlund, in diesem Schacht. In dem Schacht ist noch mehr Nacht als irgendwo sonst. Ich krieche nicht hinunter. Ich bleibe erstarrt. Wie die knochigen Finger eines Blinden, so tastet mein Blick durch die Dunkelheit. Die Angst presst sich gegen meine Kehle, sie durchlöchert mich. Abtauchen. Irgendwas wie Zittern im Inneren. Aufruhr, ein Gefühl rührt mich auf. Dass es mit einer toten Großmutter zu tun hat, werde ich erst viele Jahre später begreifen. Jetzt weiß ich bloß, ich mag die Nacht nicht. Träume kommen mich besuchen, und in ihnen tritt manchmal die Zukunft auf. Oder die Toten. Ich sehe, wie meine Freundin Claudia aus dem Zug fällt. In ein weites, wogendes Weizenfeld hinein. Alles geschieht wie hinter einer Glaswand: kein Laut, kein Schrei, der aus ihrem Mund dringt. Keine Gefühle sind dabei. Ich schaue zu. Ich schwimme nur, schwimme in meinem Traum. Es ist nicht gut, nicht schlecht, ich will sie nicht retten.

»Claudia wird aus dem Zug fallen«, sage ich dem Vater am nächsten Morgen nach dem Traum.

Er versteht nicht.

Als es ein paar Tage später aber geschieht, ist er besorgt und erzählt der Großmutter davon, während ich dabei bin.

»Das Kind ist eben eine Spürende«, sagt die Großmutter und streicht mir über die Haare.

Mein Vater sieht mich zweifelnd an. Die Blicke, die er in den nächsten Wochen auf mich legen wird, tun mir weh. Sprachlos sind sie. Sie haben Angst vor mir. Ich beginne, mich vor mir selbst zu fürchten. Beginne, mich schuldig zu fühlen für Claudias Unfall. Dass sie ab jetzt immer schielen wird, erzählt man mir. Keiner will mehr mit ihr spielen. Ich auch nicht. Aber das war davor schon so. Denn ich habe Gisela kennengelernt, und sie hat rote Haare und Sommersprossen und ist wild, ganz anders als ich, eine kleine mollige Blonde mit Porzellanpuppengesicht, und das gefällt mir. Sie gefällt mir auch besser als die schwarzhaarige, struppige Claudia, die langweilig ist, hell und klar. Ich mag die Krummen, die dazwischenrutschen. Auch Karin aus dem Kindergarten, die mich betrogen hat, sehe ich nicht mehr. Gisela ist in der Zeit meine einzige Rettung. Alle andern sind jetzt komisch zu mir.

Die Augen des Vaters haften nun oft lange auf meiner Haut, sie sind wie Nadelstiche. Als könnte ich den Todesatem alles Lebendigen hören. Jetzt fürchte ich mich in der Nacht nicht mehr bloß vor den Monstern, sondern auch vor mir selbst. Vor meinen Träumen, die über die Zukunft reden. Nachts möchte ich mich manchmal an etwas festkrallen, brauche Licht, will nicht einschlafen. So beginne ich zu lesen. Doch die Worte helfen nur bedingt. Die Angst nistet sich ein. Sie lässt sich nicht verscheuchen. Aber wenn sie fehlt, dann kommt etwas noch Schlimmeres hervor: die Traurigkeit. Wie ein Vorhang ist die Angst, ein Schleier, der die Traurigkeit verhängt. Da habe ich die Angst doch lieber, dann spüre ich den Schmerz nicht, spüre nicht, wie das Herz sich zusammenzieht bei jedem Atemzug.

Mit den Jahren baue ich eine Beziehung zur Nacht auf. Lang und dunkel ist die Nacht. In der Nacht kriechen die Gedanken wie böse Schlangen durch mich hindurch, wieder und wieder.

Die Nacht ist voll harter Schatten, die mir scheinen, als wären sie aus Metall. Was will die Nacht von mir? Sie dauert ewig. Es ist hoffnungslos, kein Ende in Sicht. Kein Lichtstrahl, der das Schwarz erhellt. Dunkel. Die Geister weichen nicht. Sie wispern in mir.

»Du bist anders«, wispern sie.

Und ich habe Angst. Vor ihnen und vor mir. Mein Blut ist wie ein Vogel, es schlägt mit den Flügeln, es fließt, es fliegt, es rast. Ich sehe hinaus, um mich abzulenken.

Hinterm Fenster zerflattern die Wolken und ich zerflattere mit. Da entdecke ich den Mond, der ein wenig strahlt, und für einen Moment bin ich seltsam getröstet.

Ich träume davon, dass der Mond aus Käse ist. Oder einmal ein Vogel war, der davongeflogen ist. Ich will zu ihm hinauf, weil die Erde lärmt. Die Welt der andern zerreißt mich, denn ich will ein gutes Kind sein, will alles richtig machen, singen, schön sein, aber es gelingt mir nicht. Immer bin ich allein, auch unter Menschen. Jetzt, da es Nacht ist, fühle ich mich belagert. Von Monstern. Ich weiß es genau, sie wohnen unter meinem Bett.

Ich will davonlaufen. Aber es ist so schwarz, dass ich nicht einmal meinen Schatten sehen kann. Ich haste aus dem Bett, weiter die Treppen hinab und den Gang zum Schlafzimmer meiner Eltern entlang. Endlich! Zum Glück ist der Gang vom Schein einer kleinen Lampe erleuchtet. Die Eltern haben sie angelassen, weil die Großmutter ihnen von meiner Angst erzählt hat. Ich bin erleichtert. Ein Lichtstreifen reicht, um mich zu beruhigen. Aber schlafen kann ich nicht. Ich starre aus dem Fenster. Endlich hebt der Himmel seine schwarze Decke wieder von der Landschaft.

Wenn es dunkel ist und geregnet hat, dann kommt es vor, dass ich erleichtert bin. Denn so will ich sterben. Und wenn es regnet, gibt es keinen Grund, draußen etwas zu tun. Allem entkommen: dem Druck der Wolken, der Härte des

Himmels, der grau herabhängt. Vor meinem Blick scheint alles wegzufließen, wieder und wieder. Ich will mit ihm mitgehen wie eine Welle, die Ozean wird, aber es funktioniert nicht. Ich bin doch noch. Inmitten von einem Ich, irgendwo in einer Welt und einem Leben, das ich nicht verstehe und das ich mir nicht ausgesucht habe. Die Gesichter der andern sind wie Särge, auch wenn sie lächeln, fremd kommen sie mir vor. Die Mutter, der Vater, der Bruder. Sogar die Großmutter manchmal.

»Linda träumt«, sagen sie dann immer.

»Linda, Träumelein!«

Ich weiß, dass sie es nicht böse meinen. Sie sind sich selbst genauso fremd wie mir. Vielleicht ist es das, was sie misstrauisch macht? Immer scheint mich die Mutter zu beobachten, zu kontrollieren, auch dann noch, wenn sie die Augen geschlossen hat. Beim Schnürsenkelbinden, beim Löffel an den Mund führen, beim Spielen mit den hässlichen schlanken Plastikpuppen, die biegsam und aus Gummi sind und stinken.

Ich denke viel über Tag und Nacht nach. Wenn ich nicht geschlafen habe, hasse ich nicht nur den Tag, sondern auch die Nacht. Der Tag ist eine grelle Säule. Er ist viel zu laut. Wenn ich nicht schlafen konnte, bin ich mürrisch. Ich verachte sogar die Sonnenstrahlen, die sich wie Silberflecken auf die Wiese hinabsenken. Sie füllen ihre Herzen nicht mit dem Licht der Felder, sie laufen nicht mit dem Wind. Sie kommen und vergehen. Auf die Sonnenstrahlen ist kein Verlass. Vergehen, was ist das überhaupt? Ich weiß nur, dass es mit Zeit zu tun hat. Die Zeit quält mich, wenn es Nacht ist. Die verstreichende Zeit, die nicht verstreicht, sie ist das Schlimmste. Ich kann sie nicht füllen. Ich verhalte mich still. Ich will ein Wort des Trostes, also lese ich oder denke an die

Märchen der Großmutter, wieder und wieder. Aber vor der Dunkelheit kann man nicht weglaufen, sie ist überall. Und sie schreit. Ich schließe die Augen. Aber die Lautstärke dröhnt immer nach im Kopf. Es ist, als hörte ich Laute und Bilder schießen mir durch die Gedanken. Wieder und wieder.

»Eine Fata Morgana!«, sagt der Vater, als ich ihn darauf anspreche.

»Was ist das?«

»Eine lautlose Sinnestäuschung!«

»Aber meine Sinnestäuschungen haben Stimmen!«

Stille.

Erst viel später begreife ich, dass die Nacht mit ihren Schleiern auch die Dinge schützt. Ja, sie verdeckt alles. Sie macht unsichtbar. Als mir das klar wird, werde ich mutiger. Ich lese in der Nacht heimlich Bücher, die mir die Mutter verboten hat, weil sie sie selbst nicht versteht. In der Nacht umfängt mich ein Geheimnis, durchglüht mich eine Liebe. Ich zerpflüge die Geschichten, kaue jedes Wort. Manchmal summe ich die Worte mit. Ich höre sie singen in meinem Hirn. Wie ein schwarzer Himmel bin ich, durch die Worte von hellen Blitzen erleuchtet. Manchmal zerreißen mich die Blitze. Dann ist es, als würde ich erwachen.

Großmutter sagt: »Stell dir Schmetterlinge vor gegen die Angst!«

Ich überlege.

»Singen Schmetterlinge?«, frage ich dann.

»Nein!«, entgegnet sie irritiert und lacht.

»Und Farben?«, frage ich zusammenhanglos.

Die Großmutter aber will nicht wissen, warum ich mir so seltsame Gedanken mache. Sie hört einfach nur zu und lächelt mich an.

»Auch nicht!«, sagt sie dann.

Traurig blicke ich zu Boden.

»Schade«, murmle ich. »Erzähl mir ein Märchen«, bitte ich sie dann.

Die Großmutter lächelt.

»Der Mensch wurde viermal bestraft«, sagt sie, nachdem sie kurz nachgedacht hat. »Von Feuer, das kam und alles verbrannte, dann von der Erde, die ihm die Lebenden nahm. Dann bäumte sie sich auf und öffnete sich, und Wasser stürzte vom Himmel, gemeinsam mit den Winden. Das war die Große Flut, die die gesamte Erde verschlang. Eine große Strafe!«

Ich staune und habe wieder Angst, als ich mich danach schlafen lege.

Aber es gibt auch andere tiefe Gefühle neben der Angst. In dieser Zeit habe ich mein erstes erotisches Erlebnis. Die Freundin Kati und ich, wir haben ein Geheimnis: Wenn die andern im See baden, gehen wir hinter die Autos, die am Campingplatz stehen, und pissen. Wir zeigen uns unsere glatten weichen Muschis und lachen heimlich. Keiner darf davon wissen. Freilich machen sie alle Witze darüber, der Bruder, der Vater, die Mutter und ihre jüngere Schwester. Aber dann gibt es Eis und unser Geheimnis wird wieder vergessen. Verschwörerisch blicken wir uns an. Es ist das süßeste Geheimnis der Kindheit, das es gibt.

VERWIRRUNG

ANDREA

Am nächsten Morgen wache ich mit einem schauderhaften Gefühl auf. Tot. Meine Mutter ist tot. Ich verstehe die Welt nicht. Wie kann man nur den Tod seiner eigenen Mutter vergessen? Zum Glück hat Sascha das Thema beim Spaghettiessen vermieden. Ich bin ihm sehr dankbar dafür. Als ich ins Bad gehe, ist er bereits in die Arbeit gefahren. Ich beschließe, heute zu Hause zu bleiben. Ich muss einen klaren Gedanken fassen. So streife ich wie ein Schatten in der Wohnung umher, ziellos, weiß nicht recht, was ich tun soll. Den ganzen Tag lecke ich mir die Lippen wie eine Katze. Dann finde ich einen Packen Fotos in einer von Saschas Schubladen. Ich blättere sie durch. Bilder am Strand, Bilder beim Eisessen, Bilder, auf denen ich Postkarten schreibe. Ich blättere wieder zurück. Auf dem Foto, auf dem ich mit einem Stift in der Hand zu sehen bin, sieht man es eindeutig: Ich halte den Stift mit der linken Hand. Wie kann das sein? Verwirrt betrachte ich meine Finger. Jetzt sind auch sie mir fremd geworden. Sogar mein eigener Körper ist mit einem Mal nicht mehr derselbe wie früher. Beim Zeichnen der Architekturpläne halte ich meinen Stift doch immer mit der rechten Hand. Mir schwindelt. In meinem Kopf brummt es und ein fremdartiger Geschmack setzt sich fest. Gehen, denke ich, ich muss gehen. Hinaus aus dieser Wohnung, den Wänden, die sich näher und näher an mich heranschieben. Gehen und einen klaren Gedanken fassen.

Wahllos streife ich also durch die Straßen der Stadt. Ein Kebab-Stand, türkische Krämerläden, ein Blumengeschäft, ein Restaurant mit bulgarischen Spezialitäten. Ich fixiere den Baum am Ende der Straße, um die Passanten nicht ansehen zu müssen. Das sind Männer mit südländischer Haut, breiten Oberkörpern, dunklem Haar. Ihre Blicke stechen. Kommen mir gefährlich nahe. Sie erinnern an die leberfleckigen Hände des Stiefvaters, aber ich kann sie wegschieben. Sehe also lieber nicht hin. Aus den Augenwinkeln nehme ich einen Inder wahr, der vor dem türkischen Laden steht. Karohemd, flache Nase. Die Blätter des Baumes zittern leicht im Wind, goldiges Nachmittagslicht. Kurz vor dem Baum, bei dem bulgarischen Restaurant, biegen sie um die Ecke. Schritte im Rücken. Ich drehe den Kopf zur Seite, sehe, dass der Inder mir folgt. Schnell, weitergehen. Ich setze meine Schritte fest und schnell, durchquere eine Unterführung, unter der ein fetter Typ auf einer Holzbank hockt, Fleisch auseinanderschneidet, das gemeinsam mit Reis und Salat den Teller sprenkelt. Ich sehe mich um. Leere Holzsessel. Der Typ gafft mich an. Mit einem Mal fühle ich mich wie ausgezogen. Mein Blick hat keinen Baum mehr, an dem er sich festhalten kann. Er wackelt kurz in der Gegend herum, haltlos. Ich wackle mit. Die Handflächen kribbeln, es sirrt leicht an meinem Innenohr. Immer noch spüre ich die Schritte des Inders hinter meinem Rücken. Da, die Augen finden den Brunnen in der Mitte des Platzes, den ich überqueren muss. Sprudel, den eine Steinstatue ausspeit, ein Kind, das mit einem knallgrünen Fahrrad über das Backsteinpflaster fährt, Kreise um den Brunnen dreht. Ich bin erleichtert. Wenigstens ein junges, unschuldiges Wesen, denke ich. Ich betrachte den Sprudel. Alles wird gut, sage ich mir. Wenn nur dieser Inder verschwindet, dessen Blicke mir so in den Nacken hineinstechen. Denn immer noch scheint der Mann hinter mir her zu gehen.

Schließlich komme ich an dem alten Turm am Hauptplatz vorbei, dessen Gitter ein Stück weit aus dem Türbogen ragt. Ich bekomme Angst. Die schwarzen Zacken scheinen mir in den Blick zu bohren, ich will sie nicht ansehen. Meine Hände krampfen sich zusammen. Ich will weitergehen, ohne Angst, will den Kopf nicht einziehen, aber ich fühle mich von allem bedroht. Meine Füße treten auf, die Schritte kommen mir seltsam laut vor. Sie hämmern gegen das gewellte Backsteinpflaster. Ich bemühe mich, nicht schneller zu werden. Aber die Angst hämmert und die Helligkeit sticht. Ich kneife den Blick zusammen. Ich sehe zu Boden, halte mich bemüht aufrecht. Körper schieben sich an mir vorbei. Eine Frau, die ihren Schwangerschaftsbauch stolz und kugelig vor sich herträgt, überholt mich, ein kaugummikauender Teenager mit schiefer Mütze kommt mir entgegen. Ich weiche aus, weiche zurück. Die Kanten der andern sollen mir nicht nahekommen. Ich haste. Will auf einmal nichts anderes als nach Hause. Bin wie abgebrochen von mir selbst. Die andern werden riesiger, immer riesiger. Ihre Körper schieben sich auf mich zu, ganz. Mir wird übel. Vielleicht eine Nebenwirkung der Pillen? Ich weiß es nicht. Ich widerstehe den Impulsen im Bauch, ich krümme mich nicht. Setze die Schritte bewusst kontrolliert, langsam. Dabei versuche ich, das Gewicht auf die Ballen zu verlagern, nicht so zu trippeln, einen sicheren Stand zu haben. Klick, klack tönen meine Absätze. Gleich wird es besser, denke ich, gleich sehe ich wieder klar. Ist doch alles kein Problem, oder? Aber es wird schlimmer. Ich rolle mit den Augäpfeln, rede mir innerlich Mut zu: Weiter, weiter!

Ich möchte nicht umkippen wie damals bei der Gerichtsverhandlung. Alles ist gut, murmle ich nun halblaut. Doch die Worte helfen nicht. Ich strauchle. Die Wände fallen auf mich zu.

»Sind Sie in Ordnung?«, tönt es rechts neben mir.

Ich sehe wenig. Dann nichts. Später einen Ausschnitt Himmel, Bäume, das verrunzelte Gesicht des Inders, der eben noch hinter mir ging, aus Froschperspektive. Rundherum ist eine Art Glühwürmchenhimmel. Der Kreislauf wahrscheinlich, denke ich halb benommen. Ich richte mich auf.

Die schwangere Frau ist stehen geblieben.

»Das ist der Kreislauf!«, höre ich sie sagen, bevor sie weitergeht.

Ich nicke kraftlos, sehe alles wie hinter einem flimmernden Schleier. Einzelne Pünktchen schimmern auf vor meinem Blick, schieben sich über die Bilder der Außenwelt. Schweiß schießt mir aus den Achselhöhlen, im Mund ist es trocken, die Stirn aber außergewöhnlich feucht. Ich spüre, wie ich immer nasser werde. Ein Tropfen rinnt aus der Falte über den Augen und die Wange hinab. Nun kommt die schwangere Frau mit einem Stück Zucker und einem Glas Wasser aus dem Kaffeehaus an der Straßenecke zurück. Der Inder hat sich nach unten gebeugt, er hält mir das Handgelenk.

»Alles okay«, murmle ich und lächle schief.

Ich versuche aufzustehen. Das gibt den Pünktchen einen Stoß, sie stäuben nur so auf vor meinem Blick, verdecken die Wahrnehmung. Ich versuche zu atmen. Für einen Moment sehe ich nichts. Dann wird das Gesicht des Inders wieder deutlicher, der Vorhang der hellen Pünktchen weicht langsam zur Seite.

»Haben Sie sowas öfter?«, fragt die Schwangere mich.

Sie lächelt verkrampft.

»Manchmal«, murmle ich.

»Vielleicht nicht genug gegessen?«

»Ich denke ja.«

Meine eigene Stimme ist dumpf und kommt von weit her. Ich greife nach dem Zuckerstück, das mir die Schwangere hinhält. Es knackst und knirscht unter meinen Zähnen. Hin und wieder ein Schwarm aus hellen Pünktchen. Die Attacken werden weniger. Schließlich nehme ich das Wasserglas. Trinke gierig. Gurgelnder Kehlkopf.

»Danke«, sage ich leise.

Die Frau verlässt die Hockstellung, der Inder lächelt. Es sieht komisch aus, seltsam verschoben, so, als wüsste er etwas über mich.

»Geht's?«, fragt die Schwangere.

»Ja, danke«, sage ich.

Ich drücke mich langsam vom Boden hoch, habe dabei ein Sirren im Kopf, das zu einem Pfeifen anschwillt. Als ich auf beiden Beinen stehe, muss ich mich kurz gegen die Wand lehnen. Ich atme ein und aus. Dann setze ich einen Schritt vor den anderen, hin zum Kaffeehaus an der Straßenecke.

»Ich bring das Glas selber zurück, danke«, sage ich und lächle verknittert.

Die Schwangere nickt und winkt mir noch einmal.

»Schönen Tag noch, und vielen Dank«, entgegne ich.

Wie eckig die Gesichter der Menschen sind, wie nahe. Ich seufze.

»Na, kleiner Cyborg?«, höre ich da.

Ich blicke erstaunt zur Seite.

Der Inder sieht mich immer noch an.

»Wie?«, murmle ich, weil ich glaube, mich verhört zu haben.

»Na, kleiner Cyborg?«

Ich sehe ihn erstaunt an.

»Wieso Cyborg?«

Der Inder lächelt.

»Wissen Sie, ich bin Programmierer. Ich sehe den Unterschied sofort.«

Mir wird übel.

»Welchen Unterschied?«

»Den zwischen Algorithmus und Mensch«, erklärt der Inder mit sanfter, fast bewundernder Stimme. Dann kommt er auf mich zu, zieht mir das T-Shirt in die Höhe. Ich will ihn von mir schieben, aber er ist schneller. Mit einer raschen Geste betastet er meinen Bauchraum und findet eine Narbe. Er öffnet meinen Körper, und ich sehe mich von innen. Aber was ich da sehe, das sind nicht Organe. Sondern Drähte. Drähte, Chips und leuchtende Symbole. Ich sinke nach hinten.

Als ich aufwache, ist der Inder bereits fort. Ich betrachte die Stelle an meinem Bauch. Tatsächlich, die Narbe ist eine Art Reißverschluss, den man auf- und zuziehen kann. Und dahinter: nichts als Kabelsalat.

Ich habe Mühe, zurück nach Hause zu finden. Die Straßen winden sich wie Schlangen, und ewig scheint der Weg. Vielleicht liegt es daran, dass ich erschöpft bin? Ich weiß es nicht. Kaum habe ich die Wohnung betreten, muss ich mich im Spiegel betrachten. Ich stehe starr. Fühle mich wie geronnenes Blut. Ich bin eine Wunde. Eine Wunde aus Knochen, mit strohigem Haar. Hässlich und ausgemergelt. Ich spüre, wie mir vor mir selber graut. Denn im Moment sehe ich aus wie eine Wahnsinnige. Ich habe wild verzerrte Züge und einen blanken Schädel. Fahl ist mein Gesicht, es hat kein Blut mehr. Es ist kein Gesicht mehr. Ich erkenne mich nicht im Spiegel. Ich habe keinen Ausdruck in der Starrheit des Blutes und der Muskeln. Eine Übelkeit kriecht den Magen hoch. Cyborg. Mit zitternden Händen taste ich noch einmal nach der Narbe, doch ich wage nicht, sie noch einmal anzusehen. Mir wird alles zu viel. In diesem Moment kommt Sascha nach Hause. Er küsst mich auf die Lippen und geht dann an die Anrichte, um zu kochen.

»Wie war's in der Arbeit?«, fragt er.

Ich bin unfähig, einen klaren Gedanken zu fassen. Bin ich krank, verrückt? Ich weiß es nicht.

»Sascha«, sage ich schließlich nur leise. »Woher kommt denn die Narbe auf meinem Bauch?«

Stille. Meine Stimme zittert.

»Hast du immer noch Komplexe deshalb?«, sagt Sascha da, während er nach den Kochtöpfen kramt. »Dabei lief die Blinddarmoperation doch eh gut.«

Stille. Blinddarmoperation. Auch an die kann ich mich nicht erinnern. Ich beiße mir auf die Lippen und schweige. Ich bin in einer Welt voller Lücken. Rasch schiebe ich zwei Pillen in den Mund, denn ich will nichts anderes als schlafen. Ich blicke aus dem Fenster, stochere in den Spaghetti, während Sascha isst. Draußen wird es langsam dunkel. Der Tag vergeht. Er verröchelt. Zum Glück. Weit fällt das Bellen der Hunde in den Abendlärm hinein.

»Ich bin müde«, murmle ich leise.

Sascha nickt kauend.

»Kein Wunder, du hast ja gearbeitet«, mampft er.

Ich nicke und lege die Hand auf meinen Bauch, dorthin wo sich die seltsame Narbe befindet.

Das Bett empfängt mich weich und warm, und die Pillen beginnen wieder, meine Wahrnehmung wattig auszustaffieren.

Schlafen, denke ich, schlafen, bis bessere Zeiten kommen. Aber auch im Schlaf finde ich keinen Frieden. Ich träume von einer Frau mit grausamem Lachen, die in meine Räume eindringt. Es ist meine Mutter, begreife ich später. Doch da ist die Frau schon wieder weg, und ich bin umgeben von Vögeln. Grässliche Geier hacken an meinem Hirn, rupfen mir die Gedanken aus. Ich laufe fort. Doch ich finde keinen Ort der Zuflucht. Überall Feuerstellen. Unter meinen Händen verbrennt das Gras. Dann sehe ich ein Gesicht. Ich versuche, den Blick zu schärfen. Ist es meine Mutter? Oder ist es Linda Maier? Ich weiß es nicht. Ich stehe zwischen Bäumen voll Dornen und Stacheln. Ich schrecke hoch. Als ich aufwache, dauert es, bis ich mich zurechtfinde. Im Halbdunkeln taste ich nach Sascha. Schwer atmend liegt er neben mir, als wäre er ein großes Baby. Zusammengerollt unter der Decke. Wer bin ich? Was tue ich hier? Verzweifelt versuche ich, meine Liebe für ihn zu spüren. Doch auch sie ist im Moment wie ausgelöscht. Ich kenne mich in meinem Herzen kaum noch aus. Ich weiß nur, dass ich Angst habe. Schreckliche Angst. Ich sehe mich um. Fremd ist die Dunkelheit um mich, obwohl sie wiederkehrt, jede Nacht. Ich liege lange wach. Ich habe Wirbel im Kopf. In mir ist eine atemlose Spannung.

Cyborg, dröhnt es in meinem Kopf.

»Ich verwechsle alle. Mich mit den andern und Sie mit meiner Mutter«, sage ich zu Linda Maier.

»Das sind normale Symptome, das geht vorbei!«, entgegnet sie und lächelt mich an.

Für einen Moment überlege ich, ihr meine Narbe zu zeigen. Aber dann lasse ich es. Ich merke, dass ich Linda Maier nicht mehr vertraue. Hat sie mich nicht bei meiner zweiten Sitzung in ein 3-D-Programm eingeschleust? Hat nicht so der ganze Wahnsinn überhaupt erst begonnen?

»Wahrscheinlich haben Sie recht«, murmle ich leise und denke darüber nach, wie ich mehr über Linda Maiers Arbeit herausfinden kann.

PILLEN

Linda

Nach Claudias Unfall merke ich, wie mich alle mit zweifelnden Blicken betrachten. Ich weiß nicht, wie mir geschieht. Ich will mich verstecken. Ich bin erschüttert. Mag nicht aufstehen. Bleibe im Bett liegen.

Der Frühling macht mich traurig, denn im Herzen dehnt sich eine Sehnsucht aus. Ich kann sie nicht begreifen. Sie verwirrt mich. Das Licht und die Gerüche schwirren in meinem Kopf wie die Insekten hinterm Haus. Die Familie lässt sich kaum ertragen. Gehöre ich wirklich hierher?

Am See starre ich auf die Wasseroberfläche, fixiere die Schilfinsel in der Ferne, ohne sie wirklich zu sehen, oft stundenlang. Irgendwann ändert sich das Licht, Wolken ziehen vorüber. Dann ist alles für kurze Zeit besser. Gesichter schrumpfen zu Löchern, Höhlen und Farben zusammen, sie changieren zwischen menschlichen Ausdrücken und abstrakten Linien, Landschaften, Natur. Sie beruhigen mich. Oft stehe ich lange so da und starre ins Nichts. Irgendwann höre ich auf, meinen Körper zu spüren. Ich verschwinde gern.

Dann kommt ein Arzt, und er schiebt mir etwas zwischen die Lippen. Ich will nicht, drehe mich weg, aber ich muss schlucken. Bald schon ist es, als würde eine Wolke sich um meinen Kopf legen. Ich begreife nicht. Was ist das, diese Hitze, die mich da ergreift, die das Bett schaukeln und schwanken macht wie ein Boot? Ich will damit wegfahren, ganz und für immer, aber meine Mutter weint, also kann ich nicht. Ich muss dableiben. Die Falten des Himmels platzen auf. Etwas prasselt auf mich ein. Worte wie Peitschenhiebe. Ich ducke mich unter ihnen.

»Linda! Linda!«, höre ich die Mutter schreien.

Ich will antworten. Doch ich bin so übervoll mit Sprache, und darum finde ich keine Worte mehr.

»Was ist geschehen?«, gellt es.

Ich aber weiß nicht. Weiß nicht, was das alles zu bedeuten hat: der Schmerz der Mutter, die nun neben mir im Schaukelstuhl sitzt und nachts über meinen Schlaf wacht, der Arzt mit der Nickelbrille und dem seltsamen Köfferchen, aus dem er immer wieder Instrumente nestelt. Mit einem zum Beispiel horcht er meine Brust aufs Atmen ab, und das Herz aufs Pochen.

Unverwandt blicke ich den Arzt an und komme mir seltsam nackt vor. Noch ungeboren fühle ich mich, viel kleiner als der Bruder. Wie ein Embryo in einer Blase, schutzlos, und schon tot, ein Wesen vor jeder Geburt. Es ist komisch. Auch der Arzt befremdet mich, und die sich wiederholende Szene des Abhorchens.

Nach einiger Zeit beginne ich, diese Szene mit meinem Bruder nachzuspielen. Spielen, das ist es doch, was das Leben am Laufen hält, oder? Sie alle spielen sich selbst, immerzu: der Arzt mit der Nickelbrille und den routinierten Untersuchungen, die Marktfrau, ja auch die Mutter, deren Hand wie eine Blume ist, spielt sich.

»Du musst mich abhören!«, erkläre ich dem Bruder. Ein altes Seil dient als Gerät.

»So?«, fragt er unsicher.

Ich schüttle den Kopf.

»Du bist zu weit oben!«, erkläre ich unzufrieden.

»Ja, aber ich hör dein Herz! In deinem Hals!«, bemüht sich der Bruder das Spiel mitzuspielen.

»Was ist das? Wie klingt das?«, bohre ich weiter.

Ratlos sieht mich der Bruder an.

»Wie das Rauschen einer Muschel!«, stottert er. »Spielen wir jetzt Räuber und Gendarm?«

Ich seufze. Und so lasse ich das Doktorspielen und lausche allein auf die Geräusche in meinem Bauch.

Dass auf den Bruder auch kein Verlass ist, wird mir bewusst. Ob es überhaupt jemanden gibt, dem man vertrauen kann? Obwohl ich offenbar krank und anders bin, habe ich meinen Lebensmut noch nicht verloren. Immer noch bin ich neugierig. So vieles an Fragen und Bildern geht auf in mir, jetzt, da ich den ganzen Tag im Bett liegen und Pillen schlucken muss. Vielleicht sind es Lutschtabletten, die sie mir geben? Beruhigungsmittel nennt der Arzt die Substanz, die er mir immer wieder in den Mund schiebt, und dann formt sich vor dem Auge Schaum, dann schaukelt mein Atem wie ein Boot und ich muss lachen. Manchmal, wenn ich Kraft habe, streife ich nachts heimlich zum Bücherschrank. Ich weiß, das ist der Schrank der Erwachsenen. Ich weiß, es ist verboten, ihm etwas zu entnehmen – und genau das fasziniert mich.

Eine Mischung aus Scham und Freude bedrängt mich immer dann, wenn ich dem Schrank eines der zerfetzten alten Bücher des Vaters entnehme und heimlich darin blättere. Das Wissen, das in den Büchern steckt, betört mich, obwohl ich noch ein Kind bin. Vielleicht, weil der Schrank in der Dunkelheit steht, vielleicht, weil der Sinn der Wörter noch dunkel ist. Viele davon muss ich nachschlagen, in einem großen dicken Buch, in dem sie erklärt werden. So vergehen die Monate, und ich darf nicht mehr in den Wald laufen. Nicht einmal zum Markt darf ich gehen. Die Bücher sind inzwischen die einzigen Freunde geworden. Obwohl ich noch nicht in der Schule bin, habe ich mit der Hilfe der Großmutter lesen gelernt. Das Lesen ist meine Rettung.

Wenn die Mutter jetzt mit mir schimpft, ziehe ich den Kopf ein.

»Iss deine Kartoffeln!«, sagt sie.

Ich sehe die Mutter an. Die Pupillen ihrer Augen kommen mir riesig vor, wie Sonne und Mond. Ich bin aus ihrem Körper geboren. Ich bin ihr zweites Wesen. Und trotzdem hasst sie mich so. Ich bemühe mich, greife nach der Gabel. Aber die Kartoffeln sehen aus wie Schlamm. Ich schaffe es nicht, sie in den Mund hineinzulöffeln.

»Du sollst sie essen!«

Ich bemühe mich, würge. Wie ein Gott ist die Mutter, ihre Worte Donnerblitze. Nach dem Essen gehe ich in den Garten, stelle mich vor die Birke und sehe in den Himmel. Für einen Moment kommt es mir vor, als wäre ich neu.

Die Welt ist verwirrt. Geister entweichen mir, sie sind wie Adern, wie Blitze, sie umgeben sich mit Flammen und schauen mich an. Wie Bäume sind sie, mit einem Blattwerk aus Feuerzungen. Sie brennen, sie verbrennen. Bizarre Formen aus ungeahnter Hitze. Iblis heißt der Engel des Lichts, hat die Großmutter gesagt, erinnere ich mich da. Das Licht meiner Visionen schneidet.

»Bist du Iblis?«, frage ich einmal einen der Geister, der wie eine alte Frau aussieht.

Keine Antwort.

Ich wache auf. Ich habe nur geträumt. Ich habe Angst. Rasch atme ich in das Nichts hinein. So ist die Nacht. So sind die Albträume. Die Vergangenheit hat einen Mund.

»Was war eigentlich mit deiner Mutter, warum lebt sie nicht mehr?«, frage ich meine Mutter eines Tages. Sie sieht mich an, verändert keine Miene. Da ist nur eine Wand. Eine Wand ungesagter Worte. Mitten im Raum steht sie, fast kann ich sie sehen. Auch eine tote Großmutter sehe ich nun, obwohl es nicht Nacht ist. Sie kauert traurig in der Ecke, ein fahler Schatten aus grauem Samt. Sie schweigt. Die Stärke der Toten liegt im Schweigen. Auch meine Mutter schweigt.

»Nichts, Herzinfarkt«, sagt sie schließlich.

Mehr erzählt sie nicht. Meine Mutter spricht nicht von ihrer Mutter, einer Toten. Von ihrer Mutter, die ein Loch ist. Ein Loch, das jetzt in der Wohnung steht, aber ohne Köper. Ich kann sie sehen, aber ich kann es nicht in Worte fassen. So schweigen wir beide. Alles wird totgeschwiegen.

»Hast du mich lieb, Mama?«

»Aber ja«, meint sie knapp.

»Dann erzähl mir von deiner Mutter!«

Stille.

»Sei nicht lächerlich«, sagt sie dann. »Du willst es gar nicht wissen.«

Ich begreife: Den Menschen gefällt nur, was sie in mich hineingelegt haben. Sie sehen mich an, als würden sie träumen, sehen durch mich hindurch. Sie sehen sich selbst. Meine Mutter sagt, Du willst es gar nicht wissen, aber in Wahrheit komme ich in diesem Satz nicht vor. In Wahrheit sagt sie: Ich will es gar nicht wissen!

Ich werde wachsamer, und mir fällt auf, dass alle Menschen um mich herum nur sich selbst sehen, und wenn sie einen Teil von mir erkennen, dann fast wie hinter einer Art Schleier. Manchmal lichtet sich der Dunst ein wenig und lässt den Blick über die Landschaft der

Menschenseelen frei. Vereinzelte Lichtlöcher, die schnell wieder verschwinden. Zwischen mir und den anderen Menschen sind Tunnel, durch die ich erst gehen muss, um Du sagen zu können.

RECHERCHE

Andrea

Die einzige Möglichkeit, Linda Maier näherzukommen, besteht darin, den Kontakt mit ihr zu intensivieren. Ich beschließe, mich in die Psychiatrische Klinik einweisen zu lassen, in der sie auch arbeitet. Diese liegt nicht allzu weit vom Stadtzentrum entfernt.

Ich gehe über einen weiten Rasen, höre Kies unter meinen Füßen knirschen. Alles wirkt fremdartig, als ich das große Tor passiere. Das Innere der Klinik ist schmucklos. Kaum Bilder, kaum Gegenstände. Ich frage beim Portier nach Linda Maiers Büro, streife dann einen weißen Gang entlang, der mir wie ein Tunnel erscheint. Der Gang verschluckt mich. Schließlich habe ich das Büro der Therapeutin erreicht. Ich klopfe, mit leicht zitternden Fingern.

»Ja?«, tönt es.

Mit geknicktem Rücken trete ich ein. Linda Maier sitzt vor einem großen Bildschirm und sieht mich fragend an.

»Frau Romerer«, sagt sie dann und ihr Mund schiebt sich in die Höhe, sodass sich Falten um ihre Augen bilden. Diesmal sehen sie nicht echt aus. Linda Maier scheint irritiert zu sein.

»Wie schön, Sie zu sehen!«, meint sie lächelnd und deutet mit ihren pink lackierten Fingernägeln auf einen Stuhl neben ihr.

»Nehmen Sie doch Platz!«

Ich nicke dankend, setze mich.

»Nun?«, fragt Linda Maier, und ihr Gesicht hat plötzlich etwas Scharfes.

Ich merke, dass ich am liebsten den Kopf einziehen würde.

»Das alles … ich«, beginne ich zu stottern und fixiere meine Finger.

Ich versuche, die Situation zu dramatisieren und dabei nicht heuchlerisch zu wirken.

»Ich muss einen anderen Ausweg finden«, murmle ich leise. »Auch die Pillen helfen mir nicht mehr.«

Die Therapeutin nickt wie immer verständnisvoll und mit einem leichten Lächeln.

»Woran denken Sie?«, fragt sie freundlich und sieht mich mit großen Augen an.

Ich schweige kurz, presse die Lippen zu einem Strich zusammen.

»Selbstmord«, murmle ich dann, um sicherzugehen, dass es auch wirklich ernst klingt.

Das Wort scheint aber seine Wirkung zu verfehlen. Linda Maier lächelt bloß.

»Der Tod kommt ohnehin!«, entgegnet sie.

Ich reibe mir über die Stirn, schweige kurz.

»Ich will nicht unnötig leiden«, murmle ich schließlich.

Stille.

»Gibt es Heilung?«, frage ich Linda Maier.

Sie zuckt mit den Schultern.

»Was ist Heilung?«, fragt sie nach einigen Momenten des Schweigens.

Ich überlege. Mir fällt keine Antwort ein. Die Therapeutin kommt mir aber zum Glück zuvor.

»Sich verändern. Vielleicht. Dazu aber muss man sich dem Schmerz stellen«, erklärt sie dann.

Ich beobachte ihr rosiges Gesicht, das hell und rund ist wie eine Sonne.

»Und wenn ich mich dann erinnern kann, an all das Schreckliche? Was soll ich tun?«

»Weitermachen.«

Wieder erinnert die Stimme von Linda Maier an das Säuseln von Blättern im Wind. Diesmal aber falle ich nicht darauf hinein. Ich spiele die Verständnisvolle und überlege, wie ich geschickt vorgehen kann.

»Sie sind hart«, sage ich und presse die Lippen zusammen. »Und wie lange?«

Linda Maiers Lächeln ist immer noch vor mir, der Mund geschwungen wie eine Schaukel. Das Sonnenlicht gibt ihrem hellen Haar ein Leuchten, das an einen Heiligenschein denken lässt.

»Bis zum Ende!«

Ich schweige kurz.

»Da reingehen, also ins Trauma, das ist aber wie Sterben. Ich will nicht sterben!«

»Aber sie geben nur Licht ab, wenn sie sterben, die Sterne«, sagt Linda Maier.

Ich drehe mich zur Seite.

»Ich fühle mich allein«, sage ich, »bitte behalten Sie mich hier!«

Da steht Linda Maier auf und kommt mit fest gesetzten Schritten auf mich zu. Es ist, als hätte sie meinen letzten Satz überhört.

»Wir wollen uns schützen. Und blenden uns nur«, sagt sie und sieht mich aus wachen Augen an.

Ich blicke zurück, falle gleichsam in ihren Blick. Da ist sie wieder: diese Tiefe, der See. Dennoch bin ich mir nicht mehr sicher, ob ich Linda Maier trauen kann. Stille. Schließlich seufzt die Therapeutin und nickt.

»Ich werde Sie hierbehalten, bis alles in Ordnung ist.«

Es dauert nicht lange, da bekomme ich eine kleine Zelle mit vergittertem Fenster zugewiesen und werde von einem netten jungen Pfleger durch die Klinik geführt. Großzügig ist die Rasenfläche, die das Areal umgibt, und im Keller befinden sich einige düstere Räumlichkeiten, die ich besonders spannend finde. Überall sind Reagenzgläser zu sehen. Als ich mich ihnen nähere, zucke ich zusammen. Wenn Wände Worte hätten, dann wüssten diese hier gewiss eine Menge zu erzählen. Denn was da hinter den Glasschichten schwimmt, das macht mich zusammenzucken: Föten samt Eihüllen, in Säure eingelegte Zwillingsschwangerschaften, Fehlbildungen, Tumore. Aus den Augenwinkeln kann ich erkennen, wie der Pfleger lächelt.

»Seien Sie unbesorgt«, sagt er, »das sind alte Materialien!«

»Alt?«, frage ich beklommen.

Der Pfleger nickt.

»Bereits über zweihundert Jahre alt. Seit der Eröffnung im Jahre 1784 wurden hier die sogenannten ›Narren‹, heute korrekt mit dem Begriff ›Geisteskranke‹ bezeichnet, untergebracht. Ja, alle, die aus irgendeinem Grund vom Rest der Bevölkerung ausgeschlossen werden ›mussten‹, wurden in diese Gemäuer verfrachtet. Und die Ärzte, die hier werkten, haben ihre Spuren hinterlassen.«

»Früher«, fährt der Pfleger, der offenbar mit seinem Wissen angeben will, fort, »waren hier auch die Insassen untergebracht, die gerade mit Elektroschocks behandelt wurden!«

Ich schlucke schwer und lasse mich von ihm einen Gang weiter in ein düsteres, bunkerartiges Zimmer führen. Der junge Pfleger zeigt auf einige Schränke, die röhrenförmig angeordnet sind und die man öffnen und schließen kann.

»Hier hat man früher die Patienten hineingeschoben.«

Die Zunge wird mir dick und schwer im Mund. Wie Särge, denke ich, Särge, die nebeneinander gestapelt sind. Mir schaudert.

»Danke«, sage ich und nicke ihm zu.

In den nächsten Tagen verhalte ich mich unauffällig. Ich sitze mit den anderen Patienten beim Frühstück, schlucke brav meine Pillen und beachte kaum jemanden. Nachmittags habe ich meine Einzelsitzungen mit Linda Maier. Bald schon weiß ich, wann sie im Büro arbeitet und wann sie Gruppentherapie gibt. Dass sie ihr Zimmer am Nachmittag nicht abschließt, entgeht mir ebenfalls nicht, und ich beschließe im Stillen, diese Tatsache demnächst für mich zu nutzen. Wie immer stellt sich Sascha als überaus verständnisvoll heraus. Wir haben unsere gemeinsamen Telefonate am Abend. Er steht hinter mir.

»Du bist sehr stark«, sagt er.

»Ja«, entgegne ich und fahre in Gedanken versunken über die Narbe auf meinem Bauch.

Wenn er wüsste, was da in mir schlummert, denke ich im Stillen. Wenn Sascha den ganzen Kabelsalat gesehen hätte!

»Ich liebe dich!«, sage ich und lege auf.

FRAGEN

LINDA

Ich werde also zweimal geboren, einmal durch die Mutter und einmal durch die Birke im Garten, von der ich mich in meiner Kindheit trösten lasse. Sogar die Wolken zittern, so laut brüllt die Mutter. Dann bietet die Birke Zuflucht. Ich denke mir alle möglichen Dinge aus, um der Wut der Mutter zu entkommen. Ich wäre gern eine Schlange, die ihre Gestalt nach Belieben ändern kann. Hochgiftig. Oder eine Schildkröte mit einem Panzer. Ein Elefant mit einer dicken Haut. Aber ich bin ich. Also muss ich mir Höhlen bauen oder bei Bäumen Zuflucht suchen. Ich muss mir die Kapuze tief ins Gesicht ziehen und hoffen, dass ich übersehen werde. Zum Glück bin ich klein, als Kind. Und ich werde klein bleiben. Das weiß ich jetzt aber noch nicht. So suche ich also Schutz in den Verstecken und auch in der Natur. Hinterm Haus gibt es einen Berg, den ich immer wieder betrachte.

Der Berg scheint den Himmel zu küssen, so hoch ist er. Ich bitte ihn um seine Stärke. Auch die Bäume sind Freunde. Unter blühenden Bäumen gibt es kühle Schatten. Das hilft, wenn der Zorn der Mutter mich verbrennt. Heiß wie das Feuer sind ihre Worte und ich habe Angst, weil ihre Zunge mir wie eine Schlange vorkommt. Ich sehe in den Himmel.

»Hilf mir!«, sage ich.

Aber er gibt keine Antwort.

Der Himmel ist endlos. Seine Größe zerquetscht mich. Ich bin wie ein Käfer. Klein und unwichtig. Warum gibt es mich?

In dieser Zeit beginne ich, die Welt noch mehr entdecken zu wollen. Ich will ausreißen, weg von daheim. Auch, wenn ich Angst vor dem Unbekannten habe. Endlich kann ich die Mutter dazu überreden, mit der Jungschar verreisen zu dürfen. Der Kirche vertraut sie, allen andern nicht. Aber leider tritt auch hier meine Zerbrechlichkeit zutage: Ich balanciere auf einer Schaukel, will angeben, falle und schlage mir ein Loch in den Kopf. Ich will alles, nur nicht nach Hause. Ich weiß, dass da die Mutter wartet. Und dass sie dann bald schon wieder schreit.

Als ich zurückkomme, kocht sie alles, was ich gern esse und sieht mir beim Kauen zu. Ich weiß nicht, ob sie traurig ist vor Freude oder ob ich es bin. Alles fühlt sich komisch an. Unfrei. Ich habe keine Ränder.

Die Bücher beginnen in dieser Zeit, mich zu schützen. Ich setze meiner Zartheit große Selbstbeherrschung entgegen, um sie zu kompensieren. Ich darf nicht zeigen, dass ich sehe, was die andern denken, darf nicht zeigen, dass ich Dinge träume und ahne. Sie machen sich sonst Sorgen. Ich bin großmütig und still. Vor allem möchte ich souverän wirken, unantastbar. Ein Sonnenkind. Im Inneren blute ich längst. Ich schlucke alles, Worte und Ratschläge, Maßregelungen und Gezeter genauso wie die komischen Pillen des Arztes. Ich mache es allen recht. Ich werde überrieselt von den andern. Sie wirbeln durch mich hindurch wie ein Sturm. Von mir ist nichts übrig. Ich bin eine ewige Wendung, immer nur da, wo sie mich haben wollen. Alles was ich sage, sage ich mechanisch. Manchmal verstumme ich ganz, aber dann setzen meine Augen meine Sprache fort, und die Mimik folgt ihr. Man nennt das Spiegelung und Einfühlungsvermögen, sagen alle. Ich nenne es Verzweiflung. Ich laufe vor der Trostlosigkeit meines Ich weg, hin zu den andern. Ich gebe mich ganz diesem Augenblick der Ausweglosigkeit hin und hoffe auf die Beißhemmung meines Gegenübers. Aber jeder beißt, wenn er kann. Und seit ich von Claudias Tod geträumt habe, gehöre ich ohnehin nicht mehr dazu. Ich gebe mir Mühe, mich zu verändern. So zu werden wie alle. Aber man kann nicht die andern werden. Selbst wenn man sich noch so bemüht. Sie finden etwas, das anders ist, aus dem Rahmen fällt, und dann kommt die Enttäuschung. Ja, bald schon begreife ich es. Ich enttäusche ständig, bleibe eingesperrt in mein Ich. Ich bin aufrichtig gegenüber allen, aber ich erkenne die Masken, die sich über die Gesichter stülpen und erschauere vor ihnen. Dann schäme ich mich für mein Erschauern. Will es wegschieben. Aber es hilft nicht, es strengt zu sehr an. Dabei schießen mir Tropfen in die Augen vor lauter Bemühen. Ich suche Verbindungen, mache mich zur Schuldigen vor der Mutter, um ihren Kontakt nicht zu verlieren. Denn ohne die andern bin ich dunkel, ein Loch, ein Abgrund. Als hätte ich nur eine halbe Seele. So versuche ich, viel mit dem Bruder zu spielen. Ich helfe dem Bruder beim Backen und höre den Märchen des Vaters zu. Ich bin allen eine stumme Begleiterin. Die Lage beruhigt sich ein wenig und ich lerne schnell von meiner Familie. Bald schon kann ich alles: mitschweben, einsickern, aufschlucken, nicken. Ich bin sehr kommunikativ, aber ohne zu reden. Ab und zu nicke ich noch. Aber ich komme nirgendwo vor. Ich schlucke mein Ich weg. Sie fragen mich, was ich mag. Ich zucke mit den Schultern.

»Bücher vielleicht«, sage ich dann, und ganz schnell füge ich hinzu: »Und du?«

Ich lese, während ich hungere. Beim Essen halte ich meinen Mund, ich teile mit allen, ich picke sorgfältig die Reiskörner auf, damit die Mutter nicht schreit. Aber in mir brodelt die Dichtigkeit der Welt.

Manchmal bin ich sehr traurig, wenn ich in den Himmel schaue. Wie ich kommt er mir vor. Er kann sein Ich, seine Einsamkeit nicht beschützen. Überhaupt betrachte ich den Himmel oft, denn wegen der Pillen muss ich oft liegen. Manchmal zacken Tiere in ihn hinein, Fledermäuse. Ich liebe sie. Aber weniger lieb habe ich die Flugzeuge. Sie sind laut, denn sie sollen die Tiere vom Feld vertreiben. Ich ertrage keinen Lärm. Überhaupt ertrage ich wenig. Und so sehr ich auch nach außen hin den Anschein bewahre, seit ich von Claudia geträumt habe, ziehe ich die Dunkelheit an mich. Sie überfällt mich, manchmal, wenn ich für das Abendessen aus dem Keller Getränke holen muss. Sie scheint mir aufzulauern. Ich gehe auf Fußspitzen, mit raschen, trippelnden Schritten, ich nehme drei Treppen auf einmal. Ich habe große Angst.

Für alles erfinde ich besondere Wörter. »Rollpertn«, so nenne ich den Schotterweg hinterm Haus, der zum See führt, weil er holprig ist und es mich schleudert, wenn ich mit den Rädern meines Fahrrads darüberfahre. Als würde mich etwas beuteln. »Rollpertn« ist mein erstes Phantasiewort.

Oft fahren wir zum See. Auf dem Rückweg sind die Eltern schneller, sie verschwinden in der Ferne. Sie rasen weg von mir in Richtung Zuhause. Ich habe nur mein kleines pinkes Fahrrad, auf dem zwei Stützen montiert sind. Ich trete fest in die Pedale, aber ich kann die Eltern nicht einholen. Der mit Kieselsteinen übersäte Weg ist voller Widerstände. Ich bin wütend, bemühe mich umso mehr, und dann geschieht es: Der Rollpertn rächt sich an mir, dafür, dass ich ihn mit den Rädern plattmachen will, und ich kippe um. Als ich wieder aufstehen möchte, blutet mein Knie. Auch eines der Stützräder hat sich gelöst. Ich habe Schmerzen, Schmerzen und Angst, doch es hilft nichts, ich muss das Haus erreichen. Ich steige auf das Rad, da bricht die zweite Stütze ab. Ich weine, tobe, schreie. Aber da ist keiner, der mich hört. Also beginne ich, ohne Stützen zu fahren. Am Anfang ist es schwer, ich kippe, falle um, immer wieder. Doch dann lerne ich, mich zu fangen, den Sturz mit den Beinen abzufedern. So erreiche ich schweißgebadet das Haus meiner Eltern. Der Schmerz ist längst weg, als ich angekommen bin, das Rad auf die Asphaltstraße vorm Haus werfe und meiner Mutter in die Arme laufe. Erst will ich meiner Mutter meinen Heldenmut beweisen, beginne dann aber, laut zu weinen. Danach schäme ich mich dafür.

An diesem Abend ist meine Erschöpfung groß. Ich bin schwach, zeige zum ersten Mal seit Langem meine Verletzlichkeit.

»Kannst du nicht Vorhänge vor die Nacht hängen?«, frage ich die Mutter.

Sie lacht mich aus. Wenigstens lacht sie und schreit nicht. Ihr Lachen aber zerstört mich, wie alles von ihr ist es herablassend, nur etwas weicher. Ich möchte weinen, weil ich gekränkt bin. Aber ich weine nicht, ich bin ein braves Kind. An diesem Abend schlafe ich lange Zeit nicht ein. Im Schlaf höre ich die Bäume hinterm Fenster knistern. Ihre Äste sind Hände, sie greifen nach mir.

ENTDECKUNG

Andrea

Eines Tages während der Mittagspause gelingt es mir, Linda Maier vor ihrem Büro zu beobachten, wie sie mit einem der Pfleger das Zimmer verlässt. Mit rasselndem Atem betrete ich den Raum. Weiße Wände, ein Stapel Bücher auf dem Tisch, an den Wänden lehnen Kästen mit Akten. Ich seufze, lasse den Blick umherflirren auf der Suche nach irgendeinem Anhaltspunkt für meine Vergangenheit. Nichts. Schließlich gebe ich mir einen Ruck, beginne, in den Akten zu wühlen. Was mir da in die Hände fällt, macht mich hellhörig. Meine Lider flackern, als ich den Papierkram durchsehe: Scheiße, so viele Verträge zum Thema Organhandel, denke ich, was hat das denn in einer Psychiatrischen Klinik zu suchen? »Verkauf einer Leber«, lese ich, und ein paar Seiten später: »Spenderniere!« Auch Namen sind auf den Zetteln zu finden: Dieter Baumgartner, Margret Kreidmann und Lucas Birnbach. In dem Moment beginnt die Narbe auf meinem Bauch zu schmerzen. Ich lasse den schweren schwarzen Aktenordner sinken und merke, wie mir heiß wird. Was geschieht wirklich in diesem Kellergewölbe, in dem die Reagenzgläser stehen? Ich seufze, mein Gehirn pulsiert. Ich strauchle, stolpere, haste den Plänen in meinem Kopf hinterher. Es gibt nur einen Weg, mehr herauszufinden. Ich beschließe, mich in einem der für Elektroschocks vorgesehenen Liegekästen im Labor zu verstecken, bis es Nacht wird, um mich dort dann genauer umsehen zu können.

Nach dem Abendessen verlasse ich möglichst unauffällig den Raum und streife durch den weißen, schlauchartigen Gang in Richtung Lift. Der Aufzug sirrt. Ich tippe mit zitternden Fingern: Kellergeschoß. Kurz lausche ich. Mit einem leichten Rauschen schiebt sich die Tür zu. Mein Körper zuckt, strauchelt. Es dauert nicht lange, da bin ich unten angekommen und laufe hastig und mit zittrigen Knien den Gang entlang. Hier sind sie, die Gräber der früheren Zeit! In mir bebt etwas, als ich einen der Kästen herausziehe und mich in ihn hineinschiebe. Schon als Kind hatte ich Angst vor der Dunkelheit. Kälte, Abgrund, eine namenlose Angst. Stille. Ich fühle mein Kinn steif und die Hände schweißig werden. Doch es gibt keinen Weg zurück mehr. Ich richte mich ein Stück weit auf, kann sehen, dass innerhalb der Mauer Henkel angebracht sind, sodass ich mich mitsamt dem Kasten in die Höhlung hineinziehen kann.

Scheiße, pocht es in meinem Gehirn, als ein Klicken ertönt. Es ist dunkel, und ich bin gefangen. Und das Schlimmste, nun heißt es auch noch Warten. Warten, ob jemand kommt. Mit pochendem Herzen lausche ich in die Stille hinein. Alles bauscht sich auf in der Dunkelheit, schwillt an, wird riesig in meinem Kopf. Zum ersten Mal versuche ich, das umzusetzen, was Linda Maier mir immer wieder in unseren Sitzungen geraten hat. Versuche, an meinen Atem zu denken, ihn zu kontrollieren. Die Minuten verstreichen nicht, erinnern an Stunden, an Tage, mein Herz pocht bis zum Hals. Ich schlucke, das Gaumenzäpfchen macht Sprünge. Doch ich denke an das, was die Therapeutin mir beigebracht hat, und ich staune, es beginnt zu helfen. Erst langsam kommt der Atem in Wellen, scheint sich ein wenig zu beruhigen. Die

Wände schieben sich in der Dunkelheit auf mich zu, ich habe keinen Platz. Ich bin wie ein Kind in einer Gebärmutter. In ein paar Wochen werde ich auf die Welt kommen. Ich bin noch nicht geboren. Aber mit meinem ersten Gefühl schließe ich den Kosmos auf. Ich sehe meine Hand vor meinen Augen, werde mir meiner selbst bewusst. Ich habe Hände. Das hat mit Begreifen zu tun. Ich begreife, begreife die Welt. Ich.

Ein leises Geräusch reißt mich aus meiner Meditation. Ich schrecke hoch. Ich muss wohl eingeschlafen sein. Rasch blicke ich auf meine Uhr, das Handy habe ich bewusst in meiner Zelle gelassen, sodass man mich nicht tracken kann. Zehn Uhr fünfzehn. Es ist an der Zeit, denke ich, da kommt keiner mehr. Ich merke, dass mein Hemd völlig verschwitzt ist. Es scheint an mir zu kleben wie ein nasses, hässliches Tuch. Ich seufze. Offenbar war mein Warten umsonst, oder? Langsam und mit schweren Gliedern nestle ich mich aus dem Schacht. Die Tür springt auf. Ich seufze und wische mir über die Lider, wische mir den Schweiß von der Stirn. Mit Schritten, die mühsam und angestrengt sind, gehe ich durch den Raum. Ein Schmerz in den Kniekehlen. Ich atme schwer. In meinen Beinen breiten sich Ameisen aus, aber ich bleibe nicht stehen, sondern stolpere durch den schlauchartigen Raum und bis hin zur ersten Trennwand, hinter der ich eingelegte Glieder vermute. Hin und wieder dient mir die digitale Uhr für Sekunden als Taschenlampe. Schließlich nähere ich mich der schweren Tür, dem Ausgang, drücke sie und stemme mich mit vollem Gewicht gegen sie. Ein dünner Lichtstreifen schimmert durch den Spalt, der breiter und breiter wird. Offenbar hat draußen jemand eine kleine, dumpf und diesig schimmernde Lampe angelassen. Das Sirren meines Kreislaufs dröhnt an meinem Ohr, während ich an den Reagenzgläsern vorbeigehe. Plötzlich nehme ich aus den Augenwinkeln eine Tür am anderen Ende des Ganges wahr, die offen steht. Ich zögere kurz, gehe dann aber hinein und betrete einen großen Saal. Und da sehe ich sie, die Tragbahren. Aber es sind nicht einfach nur Tragbahren, es sind Tragbahren, auf denen Kinder liegen. Fein verstreut liegen die kleinen zarten Körper neben Gliederpuppen und künstlich aussehenden Körperteilen, die wie Attrappen wirken, sowie einzelnen Reagenzgläsern, in denen Organe aufbewahrt sind. Seltsam reglos liegen die Körper da, zugedeckt mit weißem Leinen.

Sediert, denke ich. Sie sind lebendig, aber sediert. Ich gehe, mit einem Kribbeln in den Füßen, von einem Wesen zum anderen. Mir schaudert, als ich die Gesichter der jungen Menschen sehe. An den Kopfenden der einzelnen Tragen finden sich vereinzelt Monitore. Für einen Moment zögere ich, will mich umdrehen, weglaufen, aber meine Neugier ist stärker. Ich schalte einen davon an. Auf dem Screen erscheinen Infos zu Lebensdaten, übertitelt mit dem Namen des Kindes. Ich lese: »Anton Reyes, geboren 2007, Diagnose: Schizophrenie. Entnommenes Organ: linke Niere. Eingepflanzt in: 005.«

Ich höre, wie Schritte durch den Gang hallen.

»Ist da jemand?«, tönt es.

Der Bildschirm. Ich hätte ihn nicht betätigen sollen. Mit großer Wahrscheinlichkeit hat er Signale an die Zentrale gesendet. Schnell haste ich zwischen den Tragbahren hindurch, robbe mich am Boden entlang, weiter nach rechts bis hinter eines der großen Reagenzgläser. Mein Atem stockt. Da stößt mein Körper gegen etwas Hartes.

»Hallo?«, fragt die Stimme und ich spüre, wie mir der Atem mehr und mehr abhanden kommt. Es kann, es darf nicht sein. Doch im Grunde weiß ich, dass meine Intuition mich nicht täuscht. Die Stimme gehört Linda Maier. Hechelnd sehe ich mich um und erkenne, dass ich mich zwischen einer Vielzahl von Körpern befinde. Doch es sind keine echten, keine menschlichen Körper, es sind die Körper von Robotern. Ein Knirschen ist zu hören. Ich ducke mich, ducke mich noch tiefer. Und dann sehe ich sie, aus der Froschperspektive, wie sie den Raum betritt: Linda Maier.

»Herrje!«, murmelt sie und fährt sich durchs Haar.

Ich merke, wie mir übel wird. Linda Maiers Stimme dringt dumpf an mein Ohr.

»Hallo? Hallo?«

Die Schritte nähern sich. Verdammt, für einen Moment weiß ich nicht, was ich tun soll. Ich atme schwer.

»Alles klar?«, höre ich da jemanden sagen.

In dem Moment betritt eine zweite Person den Raum. Am Klang der Stimme erkenne ich, dass das wohl der Pfleger sein muss.

»Ja, alles gut, René«, murmelt Linda Maier. »Die Tür war bloß offen!«

»Komisch«, meint René. »Beim nächsten Mal werde ich genauer aufpassen!«

Linda Maier seufzt.

»Ich geh heim. Mach jetzt Feierabend«, sagt sie.

»Passen Sie das nächste Mal bitte besser auf, René. Es geht niemanden etwas an, dass wir hier experimentieren!«

»Natürlich, Frau Maier.«

Ich merke, wie sich mein Herzschlag langsam, aber sicher beruhigt. Als die Tür zufällt und Stöckelschuhschritte auf Beton durch den Gang hallen, lausche ich ihnen noch lange nach, bevor ich mich langsam aufrichte. Ich schaue nicht zurück. Den Anblick der toten Augen dieser Kinder hätte ich nicht noch einmal ertragen.

Als ich zurück in meine Zelle gehe, rotieren die Gedanken in mir. Bin ich am Ende genau so, wie ich die meisten Menschen immer eingeschätzt habe: eine leere Schale? Bin ich nichts als ein Roboter, eine Maschine mit einem künstlichen Bewusstsein, einem Algorithmus, den man mir eingepflanzt hat? Alles dreht sich, alles kommt mir leer vor, als ich die Zelle erreiche. Ich setze mich auf das Bett und sehe nachdenklich aus dem Fenster. Draußen sinkt die Sonne. Meine Augen fühlen sich an wie Asche. Ich will der Welt etwas entgegnen, schreien, aber aus mir dringt kein Laut mehr. Meine Glieder, wie ohnmächtig. Roboter, denke ich, ein Roboter bin ich. Und wieder tönen die Worte des Inders in mir, als ich gedankenverloren über meine Narbe streiche: »Cyborg«

TROST

Linda

Was mich neben den Büchern immer noch tröstet, das ist die Natur. In der Natur ist viel Himmel, und eine Biene singt. Eine Hummel summt. Die Stunden zerrinnen klingend, ich sitze da, ich spiele, ich merke nicht, dass die Zeit vergeht. Ich träume in die Weite, und in den Wolken sehe ich Muster. Quellen, die über mir hängen und mich einsaugen wollen, oder Regenschirme, die mich bedecken wollen. Ich möchte Flügel haben oder ein Sturm sein, hinauffliegen und sie zerfetzen. Doch es geht nicht. Das weiß ich. Ich fühle mich alt. Es wird nichts Neues mehr geben. Manchmal freue ich mich noch. Über die Punkte der Käfer auf ihrem Rücken. Über Sonnenstrahlen. Lappalien. Ich sehe in den Himmel und er zieht meinen Blick in sich hinein. Ich bin dann nicht wie damals als Baby mit der Mutter, aber anders. Es beruhigt mich. Es ist, als hätte ich mein ganzes Leben nur geträumt. An einem dieser Tage im Garten beginnt es, und fortan hört es nicht mehr auf. Ich erinnere mich. Immer wieder erinnere ich mich an meinen Tod. Ich wandere von einer Seite der Zeit auf die andere. Die Rückseite der Zeit heißt Ewigkeit. Vor allem, wenn sie mir die Pillen geben, spüre ich es ganz stark. Das Einzige, was tröstet, sind die Stunden, in denen mir die Großmutter lesen beibringt. Die Buchstaben helfen. Sie bringen die Welt in eine Gliederung. Sie ist dann begreifbar und weniger gefährlich. Auch die Großmutter bleibt ein Trost in diesen Tagen. Das Gesicht meiner Großmutter erzählt die Geschichte ihres Lebens mit jeder Falte. Ich liebe es.

»Du hast einen schlampigen Hals und zerknitterte Wangenberge«, sage ich ihr einmal und sie schreibt es auf.

»Was für spannende Sätze du sagst!«

Es ist das erste und einzige Mal, dass mich jemand lobt.

Im Dorf habe ich ja eine Freundin, die ein paar Jahre älter ist als ich. Gisela. Manchmal vertraue ich ihr sogar ein wenig. Aber ich darf nicht so oft mit ihr spielen. Ihre Mutter hasst mich, weil ich schön spreche und zerbrechlich bin. Weil ich Gisela beibringe, wie man Lieder singt und ihr Sehnsüchte und Flausen in den Kopf setze. Wir fechten mit Holzschwertern und spielen Hexen. Wir suchen abends nach Vampiren, wenn die Fledermäuse über den Himmel ziehen. Leider finden wir sie nicht. Stattdessen finden wir ein halb fertiges Haus, eine Baustelle, in der wir uns fortan aufhalten.

Oben, am verrotteten Dachboden, liegt ein Buch. Ein Krimi über Satan. Ich lese Gisela vor, was da steht: »Das Tor zur Hölle.«

Dass es nichts Gutes heißen kann, begreifen wir beide. Wir haben Angst. Aber so schnell lassen wir uns nicht unterkriegen. Ich bringe die Kristallkugel der Großmutter mit und wir beschwören die Geister. Wir karren Wasserkübel in das Haus und beginnen, es zu reinigen.

»Wenn wir groß sind, ziehen wir hier ein!«, sage ich zu Gisela.

Und sie nickt.

»Dann geht uns keiner am Arsch«, sagt sie und grinst.

Ich werde rot, weil man dieses Wort doch nicht sagen darf. Innerlich freue ich mich.

Irgendwann baut der Nachbar weiter an dem Haus, und wir müssen unseren verrotteten Spielplatz verlassen. Heute lebt eine Familie darin. Gisela hat ein Kind, das wie ich heißt. Den Mann dazu gibt es nicht. Ihre dicke Mutter, der Hausdrache, ist eingefallen und verarmt an Krebs gestorben. Wie aus Porzellan war sie am Ende, von ihrem Mann verlassen und sehr traurig. Gisela ist bei ihr geblieben. Ich nicht. Ich werde später alle verlassen haben. Besser wird dadurch aber nichts geworden sein. Vor sich selbst weglaufen kann man nicht.

Manchmal habe ich so große Angst, dass ich denke, ich muss sterben. Kaum bewegen sich die klammen Lungenflügel, finde ich keinen Atem. Ich möchte mich einpflanzen. Wie ein Baum. Aber auch er kann gefällt werden. Es hilft also alles nichts. Ich muss das Gefühl ertragen. Und das Seltsame ist: Ich sterbe nicht. Stattdessen gehe ich zur Schule. Im Klassenzimmer muss ich mich auf einen hohen Stuhl setzen. Ich schlenkere mit den Beinen. Mutter hat mich vor der Tür abgesetzt. Als verlorener, stummer A-Laut hocke ich da. Hinter der Tafel steht ein Mann in einem Talar, der aus einem Buch vorliest. Er endet mit den Worten: »Und der Heiland hat für uns gelitten!«

Ich verstehe nicht, blicke mich ratlos um. Doch der Mann vor mir lächelt begeistert. Die anderen Kinder gucken ihn mit aufgerissenen Mündern an. Ich greife mit einer Hand nach einem der Märchenbücher der Großmutter, das ich in meine Tasche gesteckt habe.

»Linda, hast du das verstanden?«, fragt der Mann im Talar.

Ich blicke ihn an, aber meine Augen finden seinen Kern nicht. Wie eine Maske ist das Gesicht. Es kommt seltsam nahe, schiebt sich mir entgegen, dorthin, wo ich zerbrechlich werde. Ich ziehe den Kopf ein.

»Ja«, sage ich leise und hoffe, dass keiner sehen kann, dass ich lüge.

So besuche ich eine Schule der Maristenpatres, in der ich die Grundkenntnisse der katholischen Theologie und Liturgie erlerne. Bald schon sind mir die Geistlichen mit ihrem labbernden Doppelkinn zuwider. Immer reden sie von Sünde und verehren einen Toten auf einem Holzstab, das mag ich nicht. Alles strengt mich an. Der Heiland, vor dem der Mann beim Morgengebet zu knien hat. Die laute, rauschende Stadt. Noch dazu wird es Herbst, und ich mag den Herbst nicht. Im Herbst wird die Helligkeit launischer, und auch der Wind. Melancholische Zustände prägen mich mehr und mehr. Zwar bin ich jetzt wieder gesund, aber keiner, nicht einmal der schlaue Arzt mit der Nickelbrille, weiß für wie lange. Wehrlos, ungeliebt fühle ich mich. Ich weiß, sie starren mich an im Unterricht, mich, die schon Bücher liest und dabei nicht einmal richtig den Stift halten kann, mich, deren Hände dürr wie Spinnengebein umherstaksen.

Zögerlich bin ich, und mein Kopf ist voller Fragen. Wer bin ich, warum soll ich leben? Besonders dann, wenn man mir zur Kaffeestunde Schokoladenbrot anbietet, dann kaue und kaue ich schwer an der Frage und finde so gar keine Freude. Die anderen Kinder bekommen helle Bäckchen, und mein Bruder lacht. Er will noch ein Schokoladenbrot haben. Gierig stürzt er den Kakao die Kehle hinunter. Immer mehr wird die Schokolade in meinem Mund, bauscht sich auf, und ich weiß, man erwartet Freude von mir. Ich horche auf meinen Körper, doch die Freude kommt nicht. Nur manchmal, wenn der Arzt mir wieder Opiumpillen gibt, um den schwachen Körper zu beruhigen, ist es für einen Moment gut. Dann aber kommt die Erschütterung wieder, kaum dass die Wirkung nachlässt: Was ist das, sein, leben, sich atmen sehen? Ich begreife es nicht.

Ich ertrage den Körper nicht. Das ist der Anfang. Die frühe Kindheitserfahrung: Kranksein. Nie ist mir wohl, nie bleibe ich irgendwo lang. Die Zunge tut weh, die Glieder schmerzen, irgendwo ist mein Ich immer lästig. Irgendwo wird immer etwas von mir gewollt und ich muss etwas tun, muss sein und schmecken. Ich komme damit nicht klar, habe keine Ränder. Wo ist Anfang, wo Ende? Woran grenzt das Denken? Wo Ichwerden? Ich weiß es nicht mehr. Wo Traum? Wo traumloser Schlaf? Die Grenzen verschwimmen.

»Wahrscheinlich die Medikamente«, sagt die Mutter bloß, wenn sie mich so verwirrt umherirren sieht.

Sie versucht, zu verharmlosen. Sie weiß nicht, dass ich Angst habe. Die Dinge kommen mir immer zu nahe. Gleichzeitig aber sehne ich mich nach dem Wachsein, will leben, will lernen. Kaum bin ich in der Schule, muss ich etwas tun, und ich begreife nicht, warum. In Wahrheit will ich doch bloß teilnahmslos sein, in die Gegend gucken und träumen! Doch es hilft nichts, die Zeit wogt wie Wellen im Meer und ich muss mit. Muss Leistungen bringen, wenn ich nicht auffallen, wenn ich meinen Frieden haben will. Und so versteife ich mich auf das Eine, das mit Leistung zu tun hat – und das ich immer noch und dennoch liebe: die Bücher.

Andere Dinge als Bücher sind mir fremd. Ich kenne die Welt nicht. Alles dringt in mich ein. Seit ich in die Schule gehe, ist alles trostloser geworden. Jetzt darf ich nicht mehr so oft in der Natur spielen. Nun bin ich froh, wenn es regnet. Dann sind die Tage tot, haben kein Leuchten. Da fällt es mir leichter, sterben zu wollen. Sanft ist dann die Stille der Nacht. Sie senkt sich. Der kühle Himmel lässt den Blick auf einzelne Sterne frei.

LINDAS GEHEIMNIS

ANDREA

Zurück in meiner Zelle versuche ich in den nächsten Stunden, die Informationen, die ich erhalten habe, zu verarbeiten. Ich schlafe schlecht, wälze mich im Bett herum und finde keinen Frieden. Am Morgen klopft es an der Tür.

»Ja?«, sage ich matt.

»Hallo, ich bin's, Eva«, tönt es.

Die Tür öffnet sich, und eine Frau tritt ein.

Ich blicke in ein plattes Gesicht, ziehe eine Augenbraue in die Höhe. Eva. Ich erinnere mich: die Magersüchtige, die einmal an mir vorbeigegangen ist.

»Ja?«

»Ich wollte fragen, ob du vielleicht Lust hast, mit mir spazieren zu gehen.«

Nein, denke ich. Lust habe ich nicht. Was ist Lust? Die Welt befindet sich hinter Glas.

»Warum nicht«, sage ich aber, da mir sonst nichts Sinnvolleres einfällt, und folge der zarten jungen Frau.

Vor der Nervenheilanstalt liegt ein Garten. Die Tage werden heller, denke ich, als ich den Himmel betrachte. Ob das an den Pillen liegt, weiß ich nicht. Eva setzt die Schritte langsam, so, als hätte sie keine Kontrolle über ihre Füße. Das Medikament wahrscheinlich, denke ich, sie tut mir leid. Ich senke den Blick zu Boden. Eine Nacktschnecke schleimt auf dem Steinplattenweg zur Haustür umher. Ich sehe immer noch wirre Bilder, wenn auch kurz, durch die wolkige Wand der Medikamente hindurch. Aber dennoch ist da etwas, das beginnt, zur Ruhe zu kommen. Meine Gedanken sind wieder klarer. Ich kann die Dinge erkennen, die um mich herum geschehen, kann das Dunkel, das vom Stiefvater und der Vergangenheit ausgeht, von der Gegenwart unterscheiden. Eva geht ein Stück weit voraus, dreht sich dann zu mir um. Sie lächelt.

»Hey, Mädels!«, tönt es da.

Ich drehe ruckartig meinen Kopf zur Seite und erkenne Linda Maier, die über den Rasen auf uns zukommt. Sie hat Augen wie ein Nachtvogel, Augen, die alles durchdringen. Die Augen einer lauernden Übermutter. So eilt Linda Maier auf uns zu. Ihr helles Haar wird von dem Wind aus dem hellen Gesicht geblasen.

»Nicht ohne Rollstuhl!«, mahnt sie Eva.

Eva seufzt und nickt. Die Therapeutin geht auf Eva zu und schiebt sie mit einer vertrauten Geste vor sich her, belanglos, wie man einen Gegenstand vor sich her schiebt. Vielleicht ist auch sie ein Roboter, so wie ich. Und bin ich tatsächlich ein Roboter? Die Gedanken kreisen in meinem Kopf. Ich möchte etwas sagen, aber die Sätze bleiben in meinem Rachen hängen. Schweigend betrachte ich Eva, und was ich sehe, ist eine weißhäutige junge Frau mit mausbraunem Haar. Aber stimmt das, was ich sehe? Oder besteht sie im Inneren aus nichts anderem als aus Kabeln, Chips und Stromleitungen, so wie ich? Teilnahmslos blicke ich in die Luft und betrachte wieder den Himmel, auf den ein Schwarm Vögel kleine Sprenkel malt.

»Hast du eigentlich was zum Lesen hier?«, fragt Linda Maier, die mit Eva im Rollstuhl zurückgekommen ist, ohne dass ich es bemerkt hätte.

Die Worte wollen nicht so recht aus mir herausrollen. Der Mund will sich nicht mehr für die Welt öffnen.

»Ja«, entgegne ich schließlich leise. »Aber der Kopf ist so voll.«

»Das verstehe ich«, entgegnet Linda Maier.

Eva grinst schief und zeigt dabei eine Zahnlücke. Wie platt ihr Gesicht ist, denke ich. Platt und freundlich.

»Wie alt bist du eigentlich, Andrea?«, fragt Eva plötzlich.

»Vierunddreißig«, kommt es wie aus der Pistole geschossen aus Linda Maier.

Erstaunt blicke ich sie an. Wie kann sie das wissen? Wo es mir selbst doch gerade gar nicht einfällt? Misstrauisch betrachte ich ihr Profil, und merke, dass ich skeptisch werde.

»Du siehst jünger aus«, sagt Eva freundlich.

Ich zucke mit den Schultern. Vielleicht, überlege ich, während ich mir über das Gesicht fahre, sehe ich jünger aus, weil ich eine Maschine bin?

»Hörst du das öfter?«, möchte Eva wissen.

Ich versuche, möglichst unbeteiligt zu klingen.

»Nein«, sage ich und lache.

Aber das Lachen ist nicht echt. Wieder lege ich den Kopf in den Nacken, betrachte den Himmel. Dumpf und seelenlos kommt mir alles vor, was meine Vergangenheit betrifft. Ich krame in meinen Erinnerungen. Erneut. Vierunddreißig. Was weiß ich über diese Jahre? Was sind die Gefühle, die Bilder? Ich suche, aber ich finde nichts. Erinnerungen? Es gibt keine. Mein Leben ist wie weggewaschen. Oder hatte ich nie eines?

Ich bin da und nicht da, wie ein Spiegelbild eines Gespiegelten. Aber was ist der Sinn des Ganzen?

In den nächsten Tagen schlafe ich im Vergessen. Das geht, denn die Pillen machen müde. Am schlimmsten ist die

Langeweile. Und das Gefühl, fremdbestimmt zu sein. Ich weiß nicht, wann die Tür aufgeht. Wann die Verzweiflung über mich schwappt. Sie ist manchmal lauter, manchmal schweigt sie ganz. Ich lerne, stillzustehen. Die Pillen helfen dabei. Seit ich sie nehme, bin ich wie hinter einer wattigen Wand versteckt. Am Abend bin ich meistens zu müde, um ein Buch zu lesen. Aber auch die Monotonie des ewigen Fernsehens lähmt mich bald. Es gibt keine Möglichkeit, sich durch Arbeit, Partys oder Sex abzulenken. Hin und wieder kommt Sascha und besucht mich. »Du bist auf dem besten Weg«, sagt er dann immer. Ich nicke. Ich glaube ihm nicht. Ich suche jetzt Bewegungsabläufe, suche Momente, die sich wiederholen, die Sinn machen. Zehn Kniebeugen. Fünf Buchseiten. Eine Spinne beobachten, die die Wand entlangkriecht. Auf einen neuen Anruf von Sascha warten. So nennen sich meine Sicherheiten. Aber auch die helfen nichts. Denn immer wieder wache ich auf und weiß, ich habe Kabel in meinem Bauch. Irgendwann beschließe ich, Linda Maier mitzuteilen, was ich herausgefunden habe.

Als ich Linda Maiers Therapieraum bei der nächsten Sitzung betrete, fühle ich mich beklommen. Ich fixiere wie immer meine Finger, während ich mich setze.

»Geht es Ihnen besser?«, will sie wissen, und wie immer ist ihre Stimme ein Flöten, ein helles Säuseln, das durch mich hindurchfährt.

Unfähig, etwas zu sagen, starre ich auf meine Hände. Sie sind so weiß, als ziehe sich mein Blut aus dem Körper zurück. Ich will etwas sagen, aber es ist, als hätte ich Stacheln verschluckt. Schließlich gebe ich mir einen Ruck und ziehe einfach das T-Shirt in die Höhe. Ich fahre mit den Fingern bis an die offene Stelle, die sich am Ende der Narbe befindet, und ziehe ein Stück Fleisch ab. In mir sind verworrene Drähte zu sehen. Ich hebe den Blick, und sehe Linda Maier an. Sie erstarrt kurz, seufzt dann und verdreht die Augen.

»Ich wusste, dass du irgendwann draufkommst«, sagt sie, »schließlich habe ich dich intelligent gebaut!«

Stille.

»Aber dass du dafür wirklich in mein Labor eingedrungen bist, ist schon beachtlich«, fügt sie hinzu. »Denn das ist ein Ort, den sogar Gott meidet.«

Ich pruste, schnappe nach Atem. Sie weiß es also! Dass ich da unten war. Und was mich noch mehr schockiert: Linda Maier leugnet nicht einmal! Ich kann es nicht fassen. Es dauert einige Augenblicke, bis ich mich beruhigt habe.

»Und die anderen Teile in Ihrem Keller? Bauen Sie die auch zusammen? Und lassen sie leiden, so wie mich?«, frage ich dann bitter.

Sieht mich für einen Moment erstaunt an, dann stößt sie einen Pfiff aus.

»Sie sind noch intelligenter, als ich dachte!«

Ich möchte etwas erwidern, finde jedoch keine Worte. Da beugt Linda Maier sich ein Stück weit nach vorn.

»Schauen Sie«, sagt sie leise. »Sie müssen nicht so verärgert sein. Wissenschaft ist ein Spiel, das wir spielen!«

Ich stammle, strauchle.

»Und welches Spiel spielen Sie?«, frage ich und merke, dass meine Stimme metallisch klingt.

Linda Maier lächelt.

»Viele Wissenschaftler halten subjektive Erfahrungen für unseriös. Aber es gibt keine Welt, die völlig unabhängig von Subjekten existiert, soviel weiß ich. Insofern finde ich persönliche Erlebnisse wichtig. Mehr noch: Ich halte sie für die Basis der Wissenschaft. Gerade weil die Wissenschaft nur das

Intersubjektivierbare sieht, ist sie so wichtig für die Allgemeinheit, für die Bedürfnisse der vielen unterschiedlichen Menschen.«

Ich schüttle den Kopf.

»Das klingt alles sehr abstrakt«, sage ich scharf. »Ich möchte wissen: Was wollen Sie hier, mit mir?«

Mit funkelnden Augen fixiere ich sie und sehe, wie Linda Maiers rot geschminkte Lippen sich kräuseln. Wieder sieht sie wie eine Putte aus, und ihre Stimme klingt lieblich, als sie leise erwidert:

»Ich will Menschen helfen.«

Wie edel das klingt, denke ich.

»Davon merke ich nicht viel!«, rufe ich und springe auf.

Linda Maier bleibt gelassen, wirft den Kopf zurück und lacht in sich hinein.

»Natürlich nicht. Sie sind auch kein Mensch!«, sagt sie ernst.

Verwirrt blicke ich sie an.

»Soll das heißen, ich bin nicht real?«, stottere ich und sinke wieder in den Stuhl zurück.

Linda Maier lächelt, und es sieht so aus, als würde sie mich bemitleiden. Wie ein kleines Kind, das nach seinem Fläschchen schreit.

»Jetzt schon«, sagt sie. »Sie sind eine Kopie des Realen, aber Sie entwickeln ein Eigenleben. Wie man sieht. Und das gefällt mir!«

Ich schüttle den Kopf. Mir wird erneut schwindelig.

»Das ist kein Trost«, sage ich leise.

Und dann, kaum hörbar, eher zu mir selbst:

»Ich bin also tatsächlich ein Roboter.«

Mit einer müden Geste schließe ich meinen offenen Bauchraum wieder und schiebe mein T-Shirt über die Narbe.

»Ja«, sagt Linda Maier. »Aber Sie haben einer anderen Frau sehr geholfen!«

Erstaunt ziehe ich eine Augenbraue in die Höhe.

»Schauen Sie«, sagt Linda Maier, »als ich ein kleines Kind war und vor Angst nicht einschlafen konnte, hat mein Vater zu mir gesagt: Stell dir vor, du gibst deine Ängste in eine Schachtel, dann mach die Schachtel zu und stell sie weg. Und er hatte recht!«

Plötzlich kichert Linda Maier in sich hinein.

»Und Sie«, fährt sie dann schmunzelnd fort, »sind sozusagen so eine Schachtel!«

»Ich begreife nicht. Wie …«

»Natürlich nicht«, unterbricht Linda Maier mich da. »Schauen Sie. Ich habe einige Zeit lang mit einer Frau, Andrea Romerer, gearbeitet und ihre Gehirnströme analysiert. Erinnerungen, Gefühle, Traumata, auch das ist nichts anderes als Daten auf der Festplatte Ihres Gehirns!«

Ich nicke. Ich kann der Therapeutin folgen.

»Nachdem ich sämtliche Analysen und Daten ausgewertet und archiviert hatte, schuf ich daraus einen Algorithmus. Und löschte die negativen Gefühle in Andrea Romerers Kopf durch Hypnose. Und damit das Negative nicht verdrängt, sondern nur verstaut wurde, erschuf ich Sie.«

Ich verstehe immer noch nicht ganz.

»Soll das heißen, ich bin nur eine Art Schachtel für …«

»Sie«, unterbricht Linda Maier mich mit einem Mal dozierend, »sind die negative Wahrnehmung einer Klientin, gebannt in Algorithmen, eingespeist in einen digitalen Körper.«

In mir bricht eine Welt zusammen.

»Ich bin also nichts anderes als der Abfall aus dem Gehirn eines anderen Menschen?«

Linda Maier lächelt.

»Sehen Sie es so: Sie sind ein Kanal, Sie sind Opfer. Ja, Sie sind sogar das Opferlamm schlechthin! Sie transformieren, für Andrea. Das ist eine große, bedeutende und tolle Aufgabe. Sie retten meine Klientin damit!«

»Was?«, stammle, schreie ich. »Was, und wie überhaupt?«

Stille. Linda Maier grinst.

»Ich will das aber nicht. Ich will niemanden retten. Ich will frei sein. Ich sein!«

Am liebsten würde ich mich auf Linda Maier stürzen, meine Finger gegen ihre Kehle pressen, doch ich bin unfähig, mich zu bewegen.

»Natürlich wollen Sie das. Das hab ich Ihnen eingebaut, weil ich intelligent bin!«

Ich seufze.

»Also gibt es mich gar nicht«, sage ich dann leise und atme schwer.

»Oh doch!«, ruft Linda Maier. »Sie müssen nur Ihr Denken ändern!«

»So einfach ist das?«

Linda Maier lacht.

»Nein, so schwer ist das«, entgegnet sie. »Aber sagte ich Ihnen das nicht schon einmal?«

Stille. Ich kaue an meiner Unterlippe, die Gedanken flirren wirr in meinem Kopf umher.

»Schauen Sie. Das Bild der Vergangenheit lässt sich ändern. Man braucht nur Dokumente anzuzweifeln. Aber die Gefühle, sie lassen sich nicht so schnell ändern. Deswegen habe ich im Falle Andreas eine Art Kubus dafür gefunden. Sie. Wie gesagt. Mein Vater sagte immer: Gib deine schlechten Gedanken in eine Schachtel. Sie sind, wenn sie so wollen, die Schachtel für die schlechten Gefühle von Andrea.«

»Ich bin also kein Ich? Kein eigenes?«, frage ich leise.

Linda Maier schwenkt ihren Kopf hin und her, reibt sich dann das Kinn.

»Sie sind Andrea X. Oder Andrea hoch zwei. Oder so. Sie sind die reale Abspaltung, damit Andrea selbst sich nicht abspalten muss.«

Mir wird schwindelig.

»Aber was ist mit meiner Erinnerung? Zum Teil habe ich sie ja!«, entgegne ich dann und merke, wie mir die Stimme wegkippt.

»Erinnerung ist etwas sehr Subjektives«, sagt Linda Maier. »Und die Erinnerungen, die Andrea nicht mehr brauchen konnte, die hat sie Ihnen überlassen.«

Ich schweige, sehe aus dem vergitterten Fenster. Regen kommt auf.

»Und jetzt?«, frage ich irgendwann leise.

»Nun ja«, meint Linda Maier. »Sie können nicht jederzeit ungestört und ungezwungen in alle Richtungen gehen, weil sie durch meinen Algorithmus determiniert sind. Aber ich habe Sie intelligent geschaffen. Ich liebe sie. Ich habe Frauen schon immer geliebt. Deswegen will ich Ihnen helfen.«

»Mir helfen?«, frage ich beklommen.

»Ja, ich will Ihnen helfen, den Grund Ihrer Existenz zu verstehen und zu schätzen! Denn im Grunde sind Sie mehr als ein Mensch! Zwar können wir als Menschen versuchen, unser intrinsisches Datenverarbeitungssystem zu optimieren, aber das wird nicht reichen, da das Internet aller Dinge uns stets voraus sein wird. Hat unser persönliches Handeln also Wert für dieses System? Der Dataismus nimmt der Menschheit gegenüber folgende Haltung ein: Der Wert eines Menschen ist abhängig von seiner Leistung für das Datenverarbeitungssystem. Insofern sind Sie sehr wertvoll!«

Ich schüttle den Kopf.

»Aber das ist egal. Ich bin kein Mensch!«

Linda Maier lacht.

»Fähigkeit zur Schmerzempfindung ist im Muskel nicht nötig, nur in der Haut.«

»Aber ich fühle Schmerz, murmle ich. »Also, manchmal.«

»Er ist eingebildet. Im Gehirn. Er ist nicht physisch. Die Erkrankung eines Gehörs verursacht bloß Summen in unseren Ohren«, erklärt Linda Maier.

Dann steht sie ruckartig auf und streift langsam auf mich zu.

»Sie sehen ein wenig aus wie Anna«, sagt Linda Maier leise.

»Wie?«

»Anna, meine Jugendliebe. Sie sehen ihr ähnlich!«, sagt Linda Maier und beugt sich zu mir. In dem Moment öffnet sich die Tür. Es ist René, der junge Pfleger.

»Zeit fürs Abendessen«, sagt er und lächelt schief.

Ich nicke und verlasse fluchtartig den Raum. Dabei begegne ich einer Magersüchtigen, die René freundlich grüßt.

»Hallo Andrea«, sagt sie.

Ich nicke bloß.

Erst als ich nach dem Abendessen in meine Zelle gehe, leuchtet in mir eine Erkenntnis auf. Fast so, als hätte ich Zeit gebraucht, das Gesagte zu verarbeiten. Es ist ein dumpfes Aufleuchten. Dann ein Erhellen, das mich verbrennt. Die Erkenntnis spaltet mein Herz. Ich bin ein Roboter, denke ich, jetzt weiß ich es sicher. Aber anstatt dass mich diese Antwort beruhigen würde, werden meine Fragen immer mehr.

»Alles okay?«, fragt Eva lächelnd, die neben mir sitzt.

»Natürlich«, lüge ich und schiebe mir meine Pille in den Mund.

NOCH MEHR FRAGEN

LINDA

Nachts habe ich oft so viele Fragen, dass ich nicht schlafen kann. Die Großmutter sagt mir die Sätze vor: »Mein Kopf ist angenehm kühl, meine Füße sind schwer und warm.«

Sie hat das aus dem Fernsehen. Es soll helfen. Mir hilft es nicht. Mir wird bloß heiß, ich schwitze. Immer kommt eine neue Frage hoch. Auch der Vater bemüht sich. Er sitzt in einem Stuhl neben meinem Bett und liest. Er lässt sogar das Licht an, wenn er schlafen geht. Nichts hilft. Ich bleibe wach. Voller Bangigkeit sehe ich den Fernseher im Nebenzimmer flimmern. Ich registriere, wenn er ausgeht. Dann verlöschen nach und nach alle Lichter. Dann wird die Angst groß. Ich sehe tote Menschen, ich sehe Claudia, wie sie vor meinem geistigen Auge aufsteigt. Ich habe Angst, dass ein Mann kommt und mit einer Hacke unsere Tür einbricht. Erst viel später erfahre ich, dass Großmutter einmal im Suff meine Mutter mit einer Hacke verfolgt hat. Weil sie ihren Zucker gegessen hat.

Wer bin ich? Alles verschwimmt vor meinen Augen. Es gibt keine Vertrautheiten mehr, zu schnell verändert sich alles. Das Leben rast, und ich bin unfähig, es anzuhalten. Wie ein Mantel scheint etwas über der Welt der Dinge zu liegen und ich weiß nicht recht, wie ich damit umgehen soll. Eine Art Kruste. Auch ich bilde eine Kruste aus, werde anderen Menschen gegenüber immer härter. Ich beginne, neu zu ordnen: die Stifte, die Schulbücher. All das gibt mir eine Sicherheit. Das Geäder meiner eigenen Hand kommt mir fremd vor, als ich es betrachte. Jenseits der Verbindung zu einer Welt aus Gegenständen, Dingen und Menschen: Was macht mein Leben aus? Alles ist zwiespältig, kann in beide Richtungen gehen. Ich suche die Natur auf, aber die Sicherheit kommt nicht wieder. Der Trost der Erde, der Rinden, ja sogar der Trost des Wassers aus Großvaters Brunnen sind fort. Gleichzeitig eine Sehnsucht, die nagt. Ich will sterben, hinabgleiten in die Tiefen des Schlafes, wo keine Bilder, keine Träume mehr sind. Wo nichts mehr stört. Doch ich liege wach. Betrachte den Bruder, sein Gesicht im Bett nebenan. Betrachte die dichten Wimpern, die doppelt geschwollenen Lippen. Sehe seinen Brustkorb sich leicht wellen, beben unter der Decke. Klein und traurig ist der Bruder. Auf einmal hasse ich ihn. Ob er aufblühen wird? Ich jedenfalls, das weiß ich jetzt schon, werde es nicht.

Ich hasse aber nicht nur den Bruder. Ich hasse auch die Werklehrerin. Vielleicht nehme ich einfach die Wut der Mutter mit zu ihr. Ich weiß es nicht. Aber ich kann sie nicht ausstehen. Sie hat eine Frisur wie ein Turm, eine Muschel. Ich versuche, den Faden in die Nadel zu fädeln, schaffe es nicht. Ich bitte sie darum, immer wieder. Sie schüttelt den Kopf, dass ihr Doppelkinn labbert. Schließlich bin ich so wütend, dass ich ihr das Nähzeug auf den Tisch schleudere.

»Du bist ein Rumpelstilzchen«, sagt sie.

»Warum bist du meine Feindin?«, antworte ich leise.

Die Werklehrerin weiß nicht, was sie antworten soll. Ihr Doppelkinn labbert.

Ich sehe sie an.

Mein Inneres scheint wie ein Spiegelbild des äußeren Chaos. Die Mächte von draußen sind nicht von mir zu trennen. Überall ist es bedrohlich, hässlich und dunkel.

Ich werde mein Leben lang nicht nähen. Nie einen Knopf annähen. Dafür erfinde ich Vampire, die um die Werklehrerin herumfliegen. Nur ich kann sie sehen. Ich bin ein magisches, ein sehr mächtiges Kind. Das weiß ich seit Claudias Unfall.

Die Vampire sind wichtig. Denn die andern in der Schule scheuchen mich immer weg. Die Furcht ist eine Flamme in meinem Bauch, die schlägt, wenn ich den Gang entlanggehe. Ich komme mir verschwitzt und verstaubt vor. Das Schicksal zupft an mir. Meine Finger sind eiskalt. Es ist, als hätte ich keine Haut und keine Haare. Ich weiß, dass sie alle sehen, wie leicht ich krank werde.

»Da kommt schon wieder das Gespenst«, höre ich sie hinter meinem Rücken tuscheln.

In der Schule habe ich keine Freunde. Auch beim Ballspielen werden immer drei Kinder als Letztes gewählt: Marion, weil sie Pickel hat, eine Zahnspange und fettige Haare, und weil sie stinkt; Suheyla, weil sie Türkin ist; und ich. Zu Hause geht man etwas sanfter mit mir um, seit ich Meningitis hatte. Dennoch, ich bin weiterhin der Blitzableiter für meine Mutter. Den Bruder liebt sie. Auch wenn er frech ist. Mit mir schimpft sie. Ich büße für das, was er falsch macht. Ich nehme es gern an. Inzwischen spüre ich mich nur mehr als Opfer. Inzwischen lasse ich mich gern schlagen. Der Schmerz erinnert mich daran, dass ich einen Körper habe. Er holt mich in die Wirklichkeit zurück.

Manchmal werfe ich Steine in den See. Der Vater und der Bruder können die Steine hüpfen lassen. Mir gelingt das nicht.

Dafür träume ich und betrachte die Kreise, die sie ziehen. Im Träumen bin ich gut. Ich sammle die Steine. Ich will auch die Schneemänner sammeln, die wir im Park bauen, als es Winter wird. Ich schlage vor, sie im Gefrierfach aufzuheben. Meine Mutter will davon nichts wissen. Mein Vater klettert auf einen Felsen und legt den Kopf des Schneemannes oben ab. Dann tut er so, als würde er ihn mit den Händen nicht mehr erreichen. Ich weiß genau, dass sie mich belügen. Ich tobe, schreie. Es hilft nichts. Der Schneemann wird alleingelassen. Auch ich komme mir allein vor. Manchmal scheinen mir sogar Pflanzen, Tiere und Gegenstände glücklicher als ich. Ja, sogar die Steine. Und die Bäume erst! Nie müssen sie sich wegbewegen und sind einfach nur schön. Als ich das einmal sage, nennt man mich ein undankbares Kind.

EVAS HUNGER

ANDREA

Die Zeit ist ein Kaleidoskop, die Momente verschwinden hinter einer weißen Wand. Welcher Tag ist heute? Ich versuche, mich zu erinnern, doch jeden Morgen habe ich es wieder vergessen. Ich versuche, mir den Tag einzuteilen: Telefonat mit Sascha, Gruppentherapie, Fernsehen, spazieren gehen mit Eva. Doch in Wahrheit bin ich strukturlos. Manchmal beobachte ich Eva, wenn sie neben mir sitzt. Wie sie Erbsen zu Erbsen legt, Salatblätter ineinander rollt. Gegessen wird nichts. Ich möchte etwas sagen, sie ermutigen, aber es kommt kein Wort aus mir. Ich bin müde. Unendlich müde.

Bald schon werde ich Zeugin einer schrecklichen Szene. Sie schnallen Eva am Gang an einen Friseurstuhl. Eine Sonde wird ihr durch die Nase geschoben. Sie hängt aus Evas Mund heraus und sieht dabei aus wie eine lang gewordene Zunge. Eva würgt, sie röchelt.

»Sie tun ihr weh!«, will ich rufen, aber das Gaumenzäpfchen wehrt sich.

Mir ist so übel, dass keine Worte aus mir kommen. Eva würgt weiter. Durch das Würgen schießt Flüssigkeit zum Mund heraus.

»Binden Sie ihr den Kopf fest!«, ruft einer der Pfleger.

Eine Krankenschwester schnallt Eva breite grüne Stoffgürtel an die Arme und um den Oberkörper. Evas Kopf steckt jetzt zwischen zwei Ecken.

»Was machen Sie da?«, wispere ich René zu, der bei der ganzen Aktion mithilft.

»Da ist eine Dopingsubstanz in dem Essen, damit sie nicht umklappt, damit sie ihre Kraft behält«, meint er und grinst. »Schon pervers, oder? Und dann dröhnen sie sie mit Antidepressiva zu wie Wahnsinnige.«

Die Krankenschwester, die ihn wohl gehört haben muss, verdreht die Augen.

»Wer das alles zahlt …?«

»Die Krankenkasse«, grinst René da. »Lobby der Pharmaindustrie.«

Die Schwester sieht Eva mitleidig an.

»Sieht doch dabei ganz nett aus«, murmelt sie.

Ich bin sprachlos, starr vor Entsetzen. Aus den Augenwinkeln kann ich sehen, wie die Ärztin nickt.

»Survival of the Fittest«, sagt er.

Da macht Evas Kehlkopf einen Sprung, der Schlauch hüpft aus dem Rachenraum heraus. Erneut drücken die Finger der Ärztin nach, stecken das phallische Ding zurück in Evas Mundhöhle. Eva ist zu schwach, um sich noch zu wehren. Da beginnt ihr Körper mit einem Mal wie verrückt zu beben.

»Was ist das?«, fragt die Schwester.

»Eine Art Muskelkrampf«, sagt die Ärztin.

Die Schwester versteht nicht.

»Die Motorik ist verwirrt«, sagt die Ärztin.

Eine Welle, schmerzhaft, stechend. Luft. Ich ringe, habe für einen Moment das Gefühl, zu ersticken.

»Eva«, sage ich leise und greife nach ihrer Hand.

Sie aber antwortet nicht.

Als ich zurück in meine Zelle gehe, scheint mir die Welt, als läge sie hinter einer Glaswand. Irgendwann schiebt eine Stimme die Wand auseinander. Diese Stimme ist vertraut. Eine Stimme als Regenbogen. Eine Stimme, die ihre Hand um mich wölbt. Für einen Moment wusste ich auch gar nicht, dass ich noch da bin.

»Sie machen sich Sorgen um Eva, stimmt's?«

Es ist Linda Maier, die den Raum betreten hat. Ich sehe sie an. Mein Blick flackert. Ich bin wütend auf mich selbst. Wie kann es sein, dass ich ihre Stimme immer noch als so wohltuend empfinde, obwohl sie mich nur für ihre Zwecke missbraucht? Ich merke, wie eine tiefe Traurigkeit in mir aufsteigt.

»Warum sind Sie so grausam zu uns?«, sage ich leise und sehe sie an.

»Eva isst nicht mehr«, antwortet Linda Maier nur lapidar. »Dagegen muss man was tun!«

Leuchtende Augen schieben sich durch den Schaum, den die Medikamente um mich aufgebauscht haben. Ich zucke mit den Lidern. Stehe auf. Sehe Linda Maier an. Das Bild vibriert vor meinen Augen.

»Was soll das?«, flüstere ich. »Was bringen Ihnen diese Experimente mit mir?«

Linda Maier lächelt und setzt sich auf mein Bett.

»Sie sind zugedröhnt von den Pillen, das wird wieder«, meint sie dann.

Stille. Linda Maiers Stimme ist ein Stein, der in mir hinabfällt. Dort zieht er Kreise. Langsam, aber stetig.

»Schauen Sie, Sie müssen es so sehen: Sie sind eine Revolution in der Menschheitsgeschichte.«

Ich schweige.

»Das kann mich aber leider nicht darüber hinwegtrösten, dass es mich nicht gibt.«

Linda Maier seufzt.

»Wissen Sie, ich habe viel gelesen und nachgedacht. Wie lässt es sich verhindern, dass eine kleine Elite von Menschen die Welt regiert? Wahrscheinlich ist es sinnvoll, den Besitz von Daten zu regeln. Früher war Land das höchste Gut, während in der Neuzeit sich dies auf den Besitz von Maschinen verlagerte. Heute, im 21. Jahrhundert, stellen Daten und Maschinen das wichtigste Vermögen der Menschen dar.«

»Und Sie meinen, ich als Datenanhäufung bin auch so eine Art Vermögen?«

Doch Linda Maier hört mir gar nicht zu, stattdessen fährt sie fort, zu dozieren:

»Das Horten von Daten eröffnet den Weg zu einem Gesellschaftsmodell, das sich radikal von den bereits existierenden Modellen unterscheidet. Glaubt man dem Philosophen Yuval Noah Harari, so wird das erste Opfer dieser Entwicklung höchstwahrscheinlich die Werbebranche sein. Das neue Modell beruht darauf, die Macht von Menschen auf Algorithmen zu übertragen – darunter auch die Macht, Dinge auszuwählen und zu verkaufen!«

Ich merke, wie mein Kopf langsam klarer wird. In einer raschen Bewegung erhebe ich mich.

»Ich will aber nicht ausgewählt und verkauft werden! Ich will einzig und einmalig sein«, rufe ich, »wie jeder Mensch!«

Doch Linda Maier ist bereits in Fahrt gekommen und hört mich gar nicht mehr. Sie beginnt, im Raum auf und ab zu wandern und fuchtelt mit ihren Händen in der Luft herum.

»So will auch Google an einen Punkt kommen, an dem wir alles fragen und immer die beste Antwort auf der Welt erhalten. Google wird uns helfen, die geheimsten

Geheimnisse des Lebens zu entschlüsseln und dieses Wissen dann gebrauchen, um Entscheidungen für uns zu treffen. Möglicherweise fehlen Apps Geschäftsmodelle, und sie machen vielleicht kurzfristig sogar Verluste, dennoch, solange hier Daten abgesaugt werden, sind Apps potenziell Milliarden wert. Man weiß vielleicht noch nicht, wie man diese zu Geld macht – aber es lohnt sich, sie zu haben. Wie soll es uns ›Normalsterblichen‹ gelingen, sich diesem Prozess zu widersetzen? Was ist, wenn Menschen nicht mehr überleben können, so sie nicht in Verbindung zu einem Netzwerk stehen? Je mehr biometrische Sensoren Daten von ihrem Gehirn an kluge Menschen senden, desto leichter wird es für staatliche Unternehmen, sie zu kennen, zu manipulieren und in ihrem Namen Entscheidungen zu treffen. Mechanismen von Körpern und Gehirnen könnten analysiert und deren Ergebnisse an Maschinen weitergegeben werden, sodass es für staatliche Stellen ein Leichtes ist, sie zu lenken.«

»Danke für Ihre Gesellschaftskritik«, sage ich bitter. »Worauf wollen Sie hinaus?«

Linda Maier hält kurz inne und deutet dann mit dem Zeigefinger auf mich, als wollte sie mich schelten.

»Sie sind intelligent. Sie stellen genau die richtigen Fragen. Ich habe also offenbar ganze Arbeit geleistet.«

Stille. Ich schlucke, merke, wie mir die Magensäure im Mund aufsteigt.

»Also, zurück zum Thema«, sagt Linda Maier da, noch bevor ich irgendetwas Weiteres sagen kann. »Ich habe mir oft die Frage gestellt: Wie lässt es sich verhindern, dass eine kleine Elite solch eine enorme Form von Macht erhält? Und: Wer sind die Feinde? Bestimmt ist ein Bereich, vor dem es sich zu hüten gilt, der der Konzerne. Doch in den Händen übermächtiger Regierungen geht es uns nicht unbedingt besser.

Zuckerberg oder Putin? In dem Fall doch lieber Zuckerberg, oder? Was aber, wenn Algorithmen das Grundgerüst einer globalen menschlichen Gemeinschaft bilden, die es sich zur Aufgabe macht, gemeinsam zu handeln? In dem Sinne wären wir bei einer Utopie des Philosophen Ferenc, der die Idee hat, dass in unserer Zeit nur Widerstand geleistet werden kann, wenn Körper in Körpern atmen können. Oder? Und genau das habe ich mit Ihnen gemacht: Andreas Körper atmet jetzt in Ihnen! Sie haben Andrea geheilt, indem sie ihre negativen Erfahrungen als Datenmenge übernahmen.«

Ich schüttle den Kopf, merke, wie mir Tränen in die Augen steigen.

»Aber …«, stottere ich, doch Linda Maier ist nicht mehr zu halten.

Ihre Augen werden rund und groß, als sie weiterspricht.

»Um zu Zuckerberg zu gehen: Spannend ist, dass dieser in einer Rede zur Eröffnung des Communities Summit im Juni 2017 meinte, die politischen Umwälzungen unserer Zeit würden hauptsächlich damit zusammenhängen, dass sich eine Fülle menschlicher Gemeinschaften auflösen würden. Er versprach, Facebook wieder aufzubauen. Ein Problem jedoch ergab sich dabei schon bald: Die Daten, die Facebook anvertraut worden waren, wurden von Dritten gesammelt und so das Vertrauen in die Öffentlichkeit erschüttert.«

Sie redet wirr, sage ich mir. Wie ein Mensch, der in seinem Leben zu viel gelesen hat. Die Situation wird nun immer absurder.

»Warum kommen Sie mir denn jetzt mit Facebook?«, rufe ich aus. »Wo es um mein Leben, meine Existenz geht!«

Linda Maier hört mich nicht mehr. Ihr rosiges Gesicht hat einen verrückten Zug angenommen, und ihre Wangen färben sich rot, während sie hitzig fortfährt:

»Dennoch ist die Idee von Facebooks Gemeinschaftsvision keine schlechte. Ohne Gruppen scheinen Menschen sich entfremdet zu fühlen. Das Ganze hat jedoch einen Haken: Will Facebook wirklich dazu beitragen, eine neue und bessere Welt aufzubauen, so empfiehlt es sich, auch andere Institutionen und Regierungen dazu zu drängen, mit Facebook zu wetteifern und eigene ideelle Verpflichtungen zu formulieren. Sollte dies gelingen, ist wahrscheinlich, dass die Götter der Zukunft die Algorithmen sind – wenn nicht, wird wohl die Macht bei Politikerinnen und Politikern, bei Predigerinnen und Predigern bleiben. Nicht?«

Ich sinke gegen die Wand. Die Frau ist wahnsinnig, denke ich, sie redet wirr. Ja, sie ist es, die an Dissoziation leidet, nicht ich! Linda Maier aber nimmt mich nicht mehr wahr, sie sieht durch mich hindurch, als wäre ich aus Glas.

»Wie auch immer: Menschen haben auch Körper. Im Moment jedoch beginnt eine besondere Art der Verschiebung: Das, was im Cyberspace passiert, ist für uns auf einmal wichtiger als das, was draußen auf der Straße geschieht. Zuckerbergs Vision ist es nun, unsere Tools zu verbessern, die uns helfen, uns Macht zu verschaffen – das Wort an sich scheint mir hier schon problematisch –, unsere Erfahrungen mit andern teilen zu können. Und Sie sind so ein Instrument! Bald schon werde ich Sie meinem Forschungskomitee vorführen, und das wird einen Sprung in der Geschichte der Traumaheilung bringen!«

Ich sehe sie an, mit einem Mal ist es sehr laut in meinem Kopf. Ich bin eine Art Gewirke, etwas, das in sich selbst herumspinnt, denke ich, isoliert von allem und jedem. Ja, ich spinne, im wahrsten Sinne des Wortes. Ich spinne Gedanken, verstricke mich in ihnen. Ich sehe nur noch Knoten aus Informationen. Linda Maier schiebt mir eine Pille zwischen die Lippen.

»Jetzt müssen Sie, glaube ich, erst einmal alles verdauen, oder?«, säuselt sie freundlich.

Ich will etwas erwidern, doch plötzlich legt sich mein wütendes Gefühl. Ich schmelze wie Musik. Gut, dass es die Pillen gibt. Ich falle ins Leere, als wäre ich ein schwerer Sack.

Als ich zusammengerollt auf meinem Zellenbett aufwache, kann ich wieder klarer denken. Und ich begreife abermals den ganzen Wahnsinn, der in und um mich herum geschieht. Wie ihm entkommen?

ZWEI GROSSMÜTTER

Linda

Alle meine Tiere machen heut' Musik. So heißt eine Musikkassette. Ich höre sie mir an, hunderte Male. Ein Clown, den ich aus dem Fernseher kenne, singt die Lieder. Ich treffe ihn einmal im Park, aber ohne Schminke. Vor Nervosität schiebe ich mir die ganze Zeit Trauben in meinen Mund. Kurz bin ich glücklich und träume. Aber abends kriecht die Traurigkeit wieder zum Fenster herein. Dann möchte ich mitgenommen werden. Von einem fliegenden Löwen, der ein wenig so aussieht wie der im Fernsehen. Ich blicke aus dem Fenster, ich sehne mich. Nicht, dass es für diese Sehnsucht einen Namen gäbe. Nicht, dass es für sie einen Raum gäbe. Aber sie ist da, wie ein Gegenstand.

Ich esse nicht besonders gern. Brot quillt im Bauch auf, macht ihn schmerzhaft. Man kaut zu lange an ihm. Nur eines schmeckt mir: Fleisch. Ich liebe Fleisch. Vor allem Würste. Einmal gehen die Eltern mit mir zu Vegetariern. Ich kann noch keine ganzen Sätze sagen. Aber als sie mich fragen, was ich will, sage ich: »Würstel!«

Meine Eltern lachen peinlich berührt. Später wird klar, warum ich Fleisch so gern esse: Als mir die Haare ausgehen, diagnostiziert man eine Histamin- und Fructoseintoleranz.

»Das arme Kind!«, heißt es.

»Zuerst Meningitis, und dann das!«

Wie damals, als ich von dem Traum über Claudia erzählt habe, beäugen sie mich nun. Ich schäme mich dafür, nicht normal sein zu können. Dabei ist es doch gar nicht so schlimm: Ich vertrage keine Früchte, ernähre mich fortan von Milch und Wurst. Gern wäre ich ein Vampir, so wie der im Kinderbuch. Dann könnte ich nämlich Blut trinken und fliegen. Und nachts hätte ich weniger Angst.

Auch in den nächsten Tagen bleibt die Großmutter ein heller Trost. Die Großmutter, sie ist weich und warm und immer da. Sie war immer allein, denn der Mann, den sie geliebt hat, hat sie verlassen und ist ein berühmter Schauspieler geworden. Wir sehen Filme mit ihm im Fernsehen, und die Großmutter schwärmt für ihn. Ich halte sie für ein bisschen dumm deswegen, aber sie tut mir auch leid.

»Wenn niemand da ist, musst du dich immer selbst streicheln!«, sagt sie immer wieder zu mir.

Und sie streichelt mich. Dann möchte ich weinen.

Seltsam kommt mir die Welt vor. Bald schon verstehe ich, dass jeder zwei Großmütter hat. Auch ich. Die eine Großmutter ist warm, weich und immer da, und die andere ist wie ein Loch. Alkoholikerin ist das Wort, mit dem man sie einrahmt, erst Jahre später. Keiner spricht darüber, dass sie sich selbst mit Alkohol und Tabletten ins Jenseits befördert hat. An dem Tag, an dem ich Meningitis bekam. Sie war eine Hausmeistertochter. Sie hatte keine Sprache. Ich habe eine Sprache. Aber ich habe ihren Schmerz geerbt. Und ihre Suche nach Sinn. Wer Sinn sucht, kann süchtig werden. Ich werde in meinem Leben oft süchtig sein: süchtig nach Männern, süchtig nach der Arbeit, süchtig nach dem Hungern, süchtig nach dem Schreiben und süchtig nach Hingabe. Ich werde süchtig nach Melodien, süchtig nach Bewegungsabläufen und süchtig nach Tagesstrukturen sein. Manchmal werde ich sogar süchtig nach Schritten sein. Manchmal wird es ein

Spiel und manchmal werde ich darin verloren gehen, mich verheddern, mich fühlen, als würde ich sterben. Und dann werde ich weitergehen. Doch das wird erst später geschehen. Inzwischen ist das Leben anstrengend, denn ich gehe zur Schule und bin immer wieder krank. Doch ich begreife schnell, es ist wie mit dem Fahrrad und den Stützen: Wenn man die Stützen verliert, muss man ohne sie weiterfahren. Dann fällt man hin, man denkt, man stirbt, und dann steht man wieder auf. Ich bin noch klein, aber wenn ich mich im Spiegel betrachte, sehe ich, wie meine Züge härter werden, voller Ecken und Kanten. Nur die Liebe zur Großmutter: Sie bleibt mir. Und der Pfarrhof, in dem sie arbeitet.

Der Pfarrer, bei dem die Großmutter Köchin ist, hat eine kleine Nichte. Der verfallene Garten wird gestutzt, die Königskerzen verschwinden. Ich bin traurig. Aber ich liebe die Nichte, sie ist älter als ich und braunhaarig, mit geflochtenem Zopf, und ihre Haut ist sehr hell. Seit der Bruder ein Auto hat, dass er mit einer Fernsteuerung lenken kann und das im Raum herumfährt und Licht macht und dabei laut blinkt, mag sie mich auch. Ich freue mich. Einige Zeit lang sammeln wir Steine. Dann fühlen sich die Tage heller an. Die Großmutter sieht uns dabei zu und lächelt. Sie ruht in ihrem Lächeln, als wäre der Mund ein Boot. Sie trägt ein Kopftuch, wie die meisten Leute im Dorf. Aber hinter dem Schleier sehe ich immer ihr Glänzen, und ich will ihr Geheimnis finden.

»Was hast du denn?«, fragt die Großmutter mich immer wieder, wenn ich sie so anschaue.

»Nichts«, lüge ich.

Ich schäme mich, dass ich so wache Augen habe und alles sehen muss.

»Großmutter«, frage ich sie irgendwann. »Warum betest du so viel zu Gott?«

»Die menschliche Weisheit gelangt an die Grenzen, Gott aber vergisst auch nicht das kleinste Insekt«, sagt die Großmutter. Die Worte bohren an mir. Da fällt mir die dumme Helene ein, eine Frau aus dem Dorf, die keiner haben will. Sie kann nicht sprechen und irrt mit wirrem Haar umher. Manchmal uriniert sie an unseren Gartenzaun, und dann wird die Großmutter sehr wütend.

»Und warum schimpfst du dann mit der dummen Helene, wenn sie vor unseren Garten pisst?«, frage ich da, »Wenn Gott gütig ist?«

Die Großmutter meint: »Das hat alles seinen Sinn!«

Ich glaube ihr nicht recht. Ich überlege, ob es sein kann, dass Gott die dumme Helene vergessen hat.

»Und ich?«, frage ich schließlich.

Die Großmutter lächelt.

»Du bist auf jeden Fall die Heldin deiner Geschichte!«, sagt sie dann.

Ich vertraue ihr an, dass die Werklehrerin mich Rumpelstilzchen genannt hat.

»Ich kann keinen Faden durch die Nadel fädeln«, sage ich traurig.

Die Großmutter schüttelt den Kopf.

»Doch, bestimmt!«, ruft sie laut aus. »Zur Not kannst du's!«

Ich schüttle den Kopf.

»Nein, genau da nicht!«

Sie will nichts davon wissen und holt eine Nadel. Und sieh an, schwupps, schon habe ich den Faden durch das Öhr gebracht.

»Siehst du!«, meint die Großmutter und lächelt.

Weil ich die Worte der Großmutter ernst nehme, suche ich nach Gott. Ich drehe jeden Stein um. Ich sehe alle genau an. Ich suche die Seele, die angeblich in allen Lebewesen wohnt. Die Inder glauben, dass sie überall so groß wie ein Daumen ist, hat die Großmutter erzählt. Noch habe ich sie nicht gefunden. Aber ich möchte der Großmutter Bescheid geben, wenn ich weiß, wo sie ist. Das nehme ich mir fest vor. Leider werde ich es nicht schaffen. Die Großmutter wird vorher sterben. Aber noch weiß ich das nicht.

Je älter ich werde, desto klarer wird mir, wie schwer ich bin. Zu viel alles, denke ich. Die Erde muss leiden unter dem Gewicht der Menschen, Tiere, Bäume, Ameisen und Wolkenkratzer. Warum tut Gott nichts dagegen? Angeblich hat er menschliche Gestalt angenommen und versucht, uns zu retten, wie die Großmutter erzählt hat. Aber davon merke ich nichts. Auch Engel soll es geben. Aber die sind die Schrecklichsten, denke ich. Immer lassen sie dich allein.

Jahrelang werde ich in meiner Angst verkrochen bleiben und nur im Verborgenen leben. Ich ziehe mich zusammen, als wäre ich eine Schnecke in Salz. Ich ziehe den Kopf ein wie eine Schildkröte. Ich bin durch eine feine Schicht von allem getrennt. Unsichtbare Armeen aus Angst schieben sich zwischen mich und jede Handlung. Alles brennt. Ich erahne das Erwachsenwerden, die Freiheit und die damit einhergehende Pflicht, aber ich kann nichts einordnen.

Macht Gott, dass die Äcker leuchten? Macht Gott die Lichtstreifen der Sonne? Die Großmutter glaubt jedenfalls unerbittlich daran.

»Wo hört der Himmel auf?«, frage ich.

Jeder gibt eine andere Antwort.

»Nie, er ist in dir«, brummt der Pfarrer, bei dem die Großmutter arbeitet.

»Da, wo das Weltall anfängt«, sagt der Vater.

Ich lege den Kopf in den Nacken, sehe die Sterne an und wundere mich. In der Kindheit hat die Luft einen Atem und alles ist belebt. Die Sterne sind Augen, die mich anschauen. Vielleicht die Augen Gottes. Gott hat verdammt viele Augen. Das Licht der Sterne hat eine Stimme angenommen, die mich ruft. Ich weiß nicht, wohin. Wohlriechend ist das Gras. Von Weitem ruft ein Käuzchen. Es ruft nach mir, ich weiß es. Aber ich weiß nicht, warum. Das plätschernde Wasser des Brunnens, den wir im Garten haben, und aus dem der Vater schöpft, begleitet das Konzert der Natur. Frösche quaken. Der Brunnen ist aus dem Garten der Kindheit des Vaters. Er ist wie eine Erinnerung, die er mitgenommen hat, hierher in unser Haus. Wenn der Vater davorsitzt, ist er zärtlich gestimmt. Dann darf ich alles. Dann lasse ich meine Seifenblasenschachtel über seinen Bauch wandern und er zieht den Bauch ein. Ich sehe voller Erstaunen seinen Nabel und die leichte Speckschicht darüber. Von der Hitze habe ich brennende Lippen. So sind meine Sommer. Manches an ihnen ist schön, anderes weniger. Was ich nicht so mag: Meine Augen brennen unerträglich von der Hitze. Und auch die Haut brennt. Die Mutter nennt mich Walross, wenn ich schwimme. Es ist, als würde sie sich im Inneren giftig aufblähen, wenn sie mich anlächelt. Falsch ist ihr Lächeln, denke ich manchmal. Dann sind mir die Sommer zuwider und ich hoffe, dass der Herbst alles besser machen wird.

ELEKTROSCHOCKS

Andrea

Mein Körper ist eine Maschine, in der der Abfall der anderen wohnt. Ich habe dieses Andere überall, egal wohin ich gehe. Ich bin *diese* Andrea. Zumindest zum Teil. Aber wo ist mein wahres Ich, wenn ich nur die Kopie bin? Ich weiß, dass nur ein Mensch mir die Antwort geben kann: Linda Maier. In den nächsten Wochen suche ich also ihre Nähe. Ich eile ihr angstvoll hinterher, mit jedem Blick. Aber sobald sie es registriert, wird mir komisch zumute, und ich verberge es. Es ist, als würde Linda Maier mir bewusst Angst machen. Sie ist eine Autorität für mich. Warum, frage ich mich. Ich begreife: Sie ist sozusagen meine Mutter. Sie hat mich in der Hand. Hat Macht über mich. Alle Macht der Welt. Denn sie hat mich gemacht. Ich folge allen ihren Bewegungen, allen ihren Handlungen wie gebannt. So, als könnten sie mir Antwort darauf geben, wer ich wirklich bin. Wenn Linda Maier sich nicht im Aufenthaltsraum befindet, dann lasse ich meinen Blick aus dem Fenster schweifen. Im Nebel ballen sich kleine helle Wölkchen. Die Weite ist mir unerträglich, dieser Himmel, es ist, als schlüge er mir ins Gesicht. Er ist lebendig. Er ist echt. Ich fühle mich seelenlos. Wenn ich morgens aus meinem Schlaf aufwache, fühlt es sich an, als wäre mein Herz tot. Es ist, als wären meine Augen schwarz von der Schärfe, die meine Brust durchdringt. Sie hasten, fluten umher. Wie Scheinwerfer wollen sie den Raum ausleuchten, doch in ihnen brennt kein Licht mehr. Ich überlege, was zu tun ist. Ich beschließe, Sascha um einen Besuch zu bitten.

Es ist Winter, als Sascha meine Zelle betritt. Ich begreife, wie lange ich schon hier bin. Ich betrachte Sascha. Seine Haut ist weiß geworden, ein wenig bleich. Er sieht überarbeitet aus. Hell sind die Augen, und eine seltsame Trauer liegt in ihnen. Ich gehe auf ihn zu.

»Andrea!«, ruft er zärtlich, doch ich kann seinen Blick nicht erwidern, weiche aus und schiebe ihn von mir weg.

»Was ist, erkennst du mich nicht?«

Ich will antworten, doch es geht nicht. Ich weiß nicht, wo beginnen. Was soll ich sagen? Ich bin nicht die Andrea, für die du mich hältst? Ich sehe Sascha an. Seine Augen kommen nahe, ich fühle mich beengt. So, als würden Wände auf mich zukommen. Schweigen.

»Schau, Sascha, ich bin nicht die, für die du mich hältst!«, sage ich, als er mir verwirrt ein Päckchen mit Schokolade und Bananen in die Hände drücken will.

Sascha lächelt.

»Keine Sorge, ich nehm' dich wie du bist!«, sagt er.

Ich schüttle den Kopf.

»Hör mir zu, Sascha«, flüstere ich und komme mit meinem Mund nahe an sein Gesicht heran. Ich spreche leise, vielleicht aus Angst, dass Linda Maier mich hören könnte.

»Ich bin nicht Andrea. Ich bin eine Kopie!«

Sascha sieht mich mit großen, freundlichen und ein wenig traurigen Augen an.

»Ich weiß, wie du dich fühlst. Fremdgesteuert. Aber das gehört zum Trauma, sagt deine Ärztin«, versucht er mich zu ermuntern.

Ich schüttle den Kopf.

»Du verstehst nicht. Ich bin eine Maschine!«

Sascha lächelt immer noch, legt mir seine Hand auf den Oberarm.

»Das wird wieder!«, sagt er und will mich umarmen.

Ich werde wütend, fühle mich nicht mehr ernst genommen. Ich stoße ihn von mir. Ein wenig zu heftig. Sascha taumelt nach hinten, stößt sich den Kopf an die Wand. Für einen Moment halte ich inne. Er fährt sich mit der Hand über den Hinterkopf, sieht mich dann mit großen, aufgerissenen Augen an. Er hat Blut an den Fingern.

»Entschuldige«, sage ich.

Sascha starrt nur. Er starrt mich an. Ich überlege, was ich tun soll. Ich möchte ihm den Kabelsalat in meinem Bauch zeigen. Ich hebe das T-Shirt, will die offene Stelle der Narbe finden. Aber Sascha ist schon ruckartig aufgestanden.

»Schau, meine Haut, schau, unter der Narbe …«, sage ich, aber er unterbricht mich.

So wütend habe ich ihn noch nie gesehen.

»Du spinnst doch!«, ruft er. »Eben hast du mich verletzt, und jetzt willst du, dass ich mit dir schlafe?«

Er dreht sich um, öffnet die Tür. Ich haste ihm nach. Dann geschieht alles sehr schnell. Während ich Sascha hinterherrenne, werde ich von René zurückgezogen.

»Was ist denn hier los?«, höre ich eine Stimme durch den weißen Gang hallen.

Es ist Linda Maier, denke ich, doch noch bevor ich einen weiteren klaren Gedanken fassen kann, kommt es auf mich zugefahren: ein weißes Monster. Es hat vier Münder, vier Schenkel, vier Gesichter, viele Arme und Augen, und es greift mich an. Es ist mannigfach, tausendmal und zerteilt in unterschiedliche Schichten. Ein flammendes Feuer, das seinem Untergang zueilt, Welle um Welle, die sich selbst verschluckt und wieder ausspuckt. Ich spucke, schlage um mich. Mein Blick flackert. Ich erkenne, dass das Monster aus vier Pflegern besteht, die versuchen, mich auf einer Bahre zu fixieren. Ich schreie, wehre mich. Aber es hilft nichts. Ich werde angebunden, in einen sterilen Raum geschoben. Mir schaudert. Es werden mir Schläuche in den Körper gesteckt. Wie Tentakel sehen sie aus. Es fahren Stöße durch meinen Körper.

»Stopp!«, schreie ich, doch die Pfleger hören nicht auf.

Immer wieder schicken sie den Schmerz unter meine Haut.

Die Zeit vergeht, und ich weiß: Linda Maier ist die Macht, die mich im Griff hat.

Ja, sie ist die Zeit selbst, die Zeit, die alles Leben vernichtet. Ich schließe die Augen. Ich will fliehen, doch es gibt kein Entkommen.

»Wo bin ich?«, frage ich, als ich aufwache.

Ich sehe mich um, doch ich kann keine klaren Konturen erkennen. Vom Sehen brennen die Augen. Ich zucke mit den Lidern. Ist das das Ende der Welt? Ich taste um mich. Aschig schmeckt der Raum. Gummizelle.

Das Gesicht einer Frau beugt sich über mich. Schwer schneidet die Spitze einer Brille in mein Nasenbein. Jetzt sehe ich deutlicher. Das, denke ich, kann nur Linda Maier sein.

»Keine Sorge, ich bin es, Linda Maier.«

Die Therapeutin hat ein komisches Glühen in der Stimme.

»Wie lange bin ich schon hier?«, frage ich benommen.

»Wo ist Sascha?«

Linda Maier lacht nur und wendet sich ab. Dann sagt sie irgendetwas, das ich nicht verstehen kann. Ich drehe den Kopf zur Seite und merke, dass man mich an ein Bett festgebunden hat. Vor meinem Blick ein Fenster mit Gittern. Der Himmel hinterm Fenster der Klinik erdrückt alles.

Ich starre umher, möchte mich bewegen, mich befreien, doch es gelingt mir nicht. Meine Hände sind fest angekettet. Ich bin festgehalten. Festgehalten. Zwischen Wänden gefangen gehalten. In meinem Ohr rauscht es dumpf, meine Augen brennen. Ich blinzle. Linda Maier kommt auf mich zu und knöpft mir die Bluse auf. Man schiebt mir etwas in den Mund, dann schließt man mich an etwas an, an einen Salat aus nudelartigen Fäden. Ich zucke auf. Ich will nicht, doch die Substanz, die man mir eingeflößt hat, macht mich bleiern. Schwer hängen die Lider herab, fast wie Vorhänge. Ich blinzle. Ich spüre etwas Metallisches, Hartes. Dann kommt das Licht. Es ist wie ein Schlag. Einer, der mich erschüttert. Ich will die Augen wieder öffnen, aber ich fahre hoch vor Schmerz. Ein Stromstoß ist durch meinen Körper gegangen, ein Blitz, ein Brennen. Ich möchte mich sammeln, etwas sagen. Doch bald schon folgt ein noch heftigerer Stoß. Einer der Ohnmacht. In mir ist kein Zucken mehr möglich. In mir ist nichts. Ein Elektroschock.

Ich wache auf. Ich sehe etwas an, das mit der Fläche nach oben daliegt. Es dauert, bis ich begreife, dass es meine eigenen Hände sind. Betäubt sitze ich da und es ist, als säße ich im Dunkeln, das Licht sticht. Ich will etwas sagen, doch ich finde meinen Mund nicht, er ist zerrieben. Meine Sprache treibt im Nichts. Das Nichts ist ein dunkles, dumpfes Meer, ein tiefes Weltmeer, und ich gleite Schicht um Schicht tiefer. Ertrinke ich? Kann man nach unten schwimmen? Etwas in mir rudert, schnappt nach Atem. Das Wasser ist ganz Luft. Ist ganz. Ich öffne den Mund und bin wieder im Zimmer, neben Linda Maier. Ich sitze da und meine Brust ist nicht mehr entblößt. Linda Maier sieht mich über die Ränder ihrer Brille hinweg an.

»Alles gut?«, fragt sie.

Nein, denke ich. Ich habe das Gefühl, in mich selbst hineinzufallen. Zu verfallen. Porös bin ich, wie zerstaubte Knochen, wie Asche. Ich murmle etwas, undefinierbar, denn meine Zunge findet die Wörter nicht. Das Murmeln hilft. Es beruhigt mich. So halte ich meine Lippen in Bewegung, so gut ich kann.

»Was?«, fragt Linda Maier und beugt sich über mich.

Ich zucke zurück.

Sie lächelt, doch ihr Lächeln wirkt bedrohlich. Sie sieht mich an und ihre Augen treten aus ihr heraus, als wären sie ein Schrei. Eine dunkle Spirale ist ihr Gesicht. Eine Spirale, die sich nach unten dreht, die fällt. Nein, ich falle. Ich sehe nicht mehr klar. In meinen Augen reißt eine Wolke auf. Es dauert, bis das Licht die Dunkelheit wegsaugt. Da stehen wieder Linda Maiers Augen über mir.

»Die Reaktion ist vollkommen normal! Man hat dich eben mit einer Elektrokrampftherapie behandelt. Alles wird gut!«

»Was?«

Die Sprache ist ein Schlüsselloch, durch das ich jetzt in die Welt schaue. Sie hilft mir, diese wenigstens noch in Teilen wahrzunehmen.

Die nächste Zeit verbringe ich meist angekettet im Bett und betrachte den Himmel hinterm Fenster. Bilder steigen durch mich hindurch, wahllos, und sie erzählen mir in Bruchstücken die letzten Monate, tagein, tagaus. Die Erinnerungen sind fern und steigen hin und wieder wie schwarze Wolken vor meinem Inneren auf. Wie ein Flussbett bin ich, durch das Wasser gleitet. So gehen die Tage weiter, aber ich bin erstarrt. Manchmal sehe ich mich selbst, einen Körper, den alles umspült, von außen. Ich bin eine Wolke, die sich selbst von oben betrachtet. Und ich staune über den eigenen Körper. Wie fremd er mir ist!

Wenn sie mich hochheben und zu Linda Maier bringen, komme ich für Momente zu mir. Dann spüre ich, wie kaputt sich mein Körper anfühlt. Meine Knochen schmerzen, mein Körper ist wie gerädert. Die Elektroschocks tun weh. Ich denke, dass ich an ihnen sterbe, und dennoch gibt es mich danach immer noch. Natürlich. Ich bin ja eine Maschine. Wie könnten mich Elektroschocks töten? Immer noch versuche ich, mir ein Bild von der Situation zu machen. Was soll das Ganze? Warum bin ich hier? Was hat Linda Maier mit mir vor? Ich versuche, eine Antwort zu finden, aber ich kann Teile meines Verstandes nicht benutzen. Ich bin wie ein Fremder in den Räumen meiner Gedanken, irre umher. In die Lücken meines Denkens rauscht es manchmal hinein. Draußen ist es laut und die Sätze von Linda Maier krallen sich in mir fest.

»Festbinden!«, höre ich.

»Den Arm nach hinten, das schädigt den Blutkreislauf nicht allzu sehr!«

Ich schlucke, blinzle mit den Lidern. Die Behandlungen, denen ich ausgeliefert bin, schmerzen. Seltsam, denke ich, Maschinen haben also auch Schmerzen. Und zugegeben: Die Schmerzen sind alles andere als lächerlich. Es ist, als brächen die Rippen, wenn der Strom mich durchdringt. Auch wenn ich ihn nur im Dämmer wahrnehme, ist es der stärkste Schmerz, den ich je erfahren habe. Namenlos. Ich kann nichts tun gegen oder mit ihm. Ich atme nur, wie Linda Maier es mir zu Beginn meiner Therapie geraten hat. Atmen, immer und immer weiter.

Manchmal, wenn ich mir meiner Situation bewusst werde, schwappt der Wahnsinn über und wird zu einem Wüten.

»Was haben Sie mit mir vor?«, frage ich Linda Maier, als sie wieder einmal die Elektroschocktherapie beendet hat. Sie lächelt nur. Mir schaudert, während ich sie betrachte. Ich begreife: Auf gewisse Art und Weise brenne ich für diese Frau.

Sie zieht mich an wie Feuer. Und erschreckt mich gleichzeitig. Ihr Anblick ist der eines Brandes. Hell wie immer ist ihr Haar. Doch jetzt fällt mir zum ersten Mal auf, wie sinnlich ihre Lippen sind. Fast erinnern sie an eine Blume.

»Was haben Sie mit mir vor?«

Stille.

»Ich will mehr wissen über mein wahres Ich. Ich finde, es steht mir zu!«

»Sie zerren an den Hüllen Ihres Lebens, Ihrer Zukunft, seien Sie nicht zu neugierig!«

Es klingt wie eine Warnung. Ich schweige, beiße mir auf die Lippen.

Während sie mir die Bluse aufknöpft, fügt sie hinzu:

»Alles zu seiner Zeit!«

HÖHEN

Linda

Mit der Kühle kommt die totale Erschöpfung. Die Sommer sind heiß gewesen, Libellen sind über dem Wasser geflogen und haben aneinandergeklebt. Jetzt ist es Herbst. Durch das Nass aufgelöst schwimmen Blätter im Teich wie transparente Strukturen. Die Luft säuselt. Mit dem Wind kommt das Älterwerden. Als es Herbst wird, werde ich noch trauriger. Denn ich spüre, dass ich wachse. Manchmal stehe ich einfach nur da, schwer wie ein Stein. Ein Klumpen ohne Inneres. Da, wo ich hätte sein können, ist nichts. Ich möchte weinen, aber mein Ich ist ausgetrocknet. Keine Gefühle mehr. Früher hat die Unschuld Flügel um mich gebreitet. Schützend. Jetzt bin ich größer, bin nicht mehr niedlich. Man liebt mich nicht mehr einfach so. Die Frauen am Markt streicheln mich nicht mehr mit einer Selbstverständlichkeit. Sie stecken mir auch kein Geld oder Bonbons mehr zu. Auch in der Schule habe ich noch immer keine Freunde. In der Schule ist es nicht besonders schön. Ich bin eingesperrt in einem zu kleinen Körper. Die Mädchen überragen mich oft um einen Kopf oder mehr. So warte ich darauf, dass mich doch noch jemand sieht. Aber es geschieht nicht. Ganz allein muss ich mich selbst lieben, denke ich. Aber immerhin: Ich habe zwei Hände, die einander trösten. Und außerdem gibt es Bücher und die Natur. Die Bücher werden mir immer wichtiger, je älter ich werde. Inzwischen schreibe ich auch. Wenn ich schreibe, haben meine Worte Flügel. Ich bin geboren zum Wort. Ich lerne viel in kurzer Zeit, ich lese viel. In der Schule hilft mir dieses Wissen aber nichts. Ich bleibe eine Außenseiterin. So kehrt der Winter ins Land.

Manchmal, wenn es im Winter Flocken regnet, sind die Tage durchsichtig. Je kürzer sie dauern, desto klarer leuchten sie. Sie haben eine seltsame Milde und hinterm Haus liegt dann immer ein Geheimnis. Es ist, als würden diese Tage sich selbst durchschauen. Sie sind transparent, wie aus Pauspapier. Ich habe viele solcher Wintertage. Nicht alle sind gut. Gut sind die dunklen. Denn die Dunkelheit macht die Tage klar. Sie sind grau, sie dehnen sich. An solchen Tagen hat man immer Hunger und möchte an der Heizung hocken. Diese Tage erwarten die Nacht. In meiner Kindheit verbringe ich diese Tage glücklich und mit einer Menge Büchern. Ich mag, wie sie die Nacht empfangen. Dann trinke ich den ganzen Tag Früchtetee und sitze vor dem Fenster. Dann träume ich Träume. Es gibt aber auch andere Tage. Die zum Beispiel, an denen wir Ski fahren. Ich bin darin nicht besonders gut.

Nach längerer Zeit auf der Piste fühle ich mich, als wäre ich zu Eis geworden. Das Sesselliftfahren ist mühsam. Es beginnt schon beim Anstellen. Immer ist die Schlange lang, immer sind die Menschen laut und stören mich beim Träumen. Münder drängen sich gefährlich nahe an mich heran, Körper schieben mich durch die Gegend. Ich bin klein und man übersieht mich. Ich verkrieche mich hinter der Skibrille, unter der Pudelmütze, und halte die Hand meines Bruders. Ich tue so, als würde ich ihn beschützen, aber in Wahrheit habe ich furchtbare Angst. Ich schwitze unter dem Anorak, in dem ich mich eingesperrt fühle. Ich komme mir vor wie ein Astronaut, der irgendwo zwischen Erde und Mond im

All hängen geblieben ist. Der kleine Bruder hingegen ist sehr mutig. Er klebt gar nicht fest an mir, sondern ich an ihm. Dann kommt der Moment, in dem der Lift heranrast. Ich muss mir ein Ding zwischen die Beine klemmen. Zuerst scheitere ich daran, die Schnur zu fassen zu kriegen. Beim dritten Mal gelingt es mir, doch ich bleibe nicht in der Spur, sondern falle schon nach drei Sekunden um. Dann muss ich mir rasch die Skier abschnallen und wieder zu meiner Ausgangsposition zurücklaufen. Als ich jetzt neben meinem Bruder vor der Skilehrerin stehe, wird jedoch nichts besser. Da, wo wir uns nun befinden, ist es hoch. Verdammt hoch oben. Ich habe Angst. Ich bin ein Kind, das Höhlen liebt. Mit dem Kopf grabe ich Löcher in meine Kopfpolster und schiebe Buchdeckel davor. Dort möchte ich mich verkriechen. Am liebsten liege ich mit einem Buch im Bett oder auf einer Wiese, geschützt im Schatten eines Baumes, lese und träume vor mich hin. Die einen meinen, es liege an einer Art Calium-Carbonicum-Mangel, den ich seit der Meningitis hätte. Die anderen meinen, es sei Hypersensibilität. Wie auch immer, am sichersten fühle ich mich, wenn ich mich verkriechen kann.

So beginnt der erste Tag in der Skigruppe, und ich stelle mich bald schon als eine sehr untalentierte Fahrerin heraus. Ich friere, zittere, verliere immer wieder einen meiner Stöcke. Ich kann mit den andern überhaupt nicht mithalten. Ich werde immer missmutiger. Das Einzige, was mich in diesen Tagen tröstet, ist eine alte Bibel, die mir meine Großmutter mitgegeben hat. So lese ich am Abend Sätze, wie »Die Liebe höret nimmer auf«, oder »Und er hat seinen Engeln befohlen, dass sie dich auf den Händen tragen«, und staune über sie, auch wenn ich sie nicht verstehe. Wenn ich hinter den anderen Kindern auf den Skiern herhechle, habe ich immer das Gefühl, nicht dazuzugehören. Engel begegnen mir in den Bergen leider auch keine, obwohl ich immer wieder mit weit aufgerissenen Augen Ausschau halte. Ob die Erzählungen in der Bibel doch falsch sind?

Am letzten Tag veranstalten wir zum Abschluss ein großes Rennen. Ich gebe mir Mühe. Aber als ich die beschneiten Wipfel der Tannen sehe, gerate ich ins Träumen. Ob Gott wohl irgendwo hinter dem Himmel zu finden ist? Als ich unten ankomme, sagt der Skilehrer, ein sehr schöner junger Mann, der mir wirklich gut gefällt, mit ironischem Unterton: »Der Boden brennt ja fast, so schnell bist du gerast!«

»Ja?«, stottere ich, aber ich weiß, dass er lügt.

»Ja«, zwinkert er.

Ich schäme mich und ziehe den Kopf ein. Noch mehr schäme ich mich dann wenige Stunden später, als die Preisverleihung stattfindet: Mein Bruder, zwei Jahre jünger als ich, wird als Sieger auf das Podest gehoben, während ich, die Älteste der Gruppe, Vorletzte bin. Nach mir kam bloß ein dreijähriger Junge. Was für eine Peinlichkeit! Brav rufe ich mit allen unseren gemeinsamen Skispruch: »Hunde, Hütte, Hunde, Hütte. Heu, Heu, Heu« – was auch immer das bedeutet. Mein Kehlkopf fühlt sich schwer und bitter an im Hals. Fast wie ein Knödel. Und das Spektakel hört gar nicht mehr auf. Während die Medaille meines Bruders herrlich glänzt, bekomme ich als Trostpreis eine Urkunde. Auf dem Podest darf ich nicht stehen. Chips gibt es danach zwar für alle, doch mir ist der Appetit vergangen. Ich ziehe mich zurück und lese ein wenig in der Bibel.

»Papa, wo hört der Himmel auf?«, frage ich meinen Vater später.

Diese Frage habe ich mir die ganze Zeit über gestellt, während ich das Skirennen gefahren bin.

»Da, wo das Weltall beginnt«, sagt er lapidar.

Ich blicke auf.

»Ich dachte, dahinter ist Gott?«, frage ich.

Einige Zeit später besuchen wir die Großmutter und den Pfarrer, bei dem sie arbeitet. Kaum sehe ich ihr Gesicht, fühle ich mich seltsam getröstet. Sie lächelt. Ihr Blick ist warm. Sie sieht froh aus, glücklich darüber, dass wir alle heil vom Skifahren heimgekommen sind, und ich falle ihr in die Arme.

»Ich habe eine Medaille mitgebracht«, ruft der Bruder.

»Großartig!«, sagt die Großmutter.

Ich betrachte sie und denke daran, wie lieb ich sie habe. Auch wenn man Erwachsenen nicht trauen kann. Ihre Haut ist ein wenig faltig, aber die Augen blitzen hell und blau und sehen unendlich jung aus. Gemeinsam streifen wir ins Wohnzimmer. Mein Bruder packt seine Medaille aus und zeigt sie herum. Ich starre nur stumm auf die Krippe unter dem Weihnachtsbaum. Mein Vater hat sie einmal selbst gebastelt. Ich betrachte die Holzfiguren und schweige. Sie haben scharf geschnittene Konturen und sind dünn wie Papier.

»Und du?«, fragt meine Großmutter da, als mein Bruder seinen Bericht beendet hat, »Was hast du beim Skifahren erlebt?«

»Ich hab in der Bibel gelesen …«, murmle ich.

Dann bin ich wieder einen Moment still. Immer noch schäme ich mich sehr. Aber ich begreife, dass ich es meiner Großmutter schuldig bin, ihr die Wahrheit zu sagen.

»Und beim Skirennen«, fahre ich mit zu einem Strich verkniffenen Lippen fort, »war ich die Vorletzte.«

Da lächelt die Großmutter, dass sich die Haut rund um ihre Augen in kleinen wunderbaren Fältchen zusammenschiebt. Verzwickt blicke ich zu Boden. Jetzt wird sie mich gleich auslachen, denke ich.

Aber die Großmutter sieht mich an und meint bloß: »Denn auf die Niedrigkeit seiner Magd hat er geschaut.«

»Das ist aus der Bibel«, fügt sie schließlich hinzu.

Und dann liest sie mir aus dem *Magnificat* vor. Ich verstehe zwar nicht alles, aber der Text gefällt mir. Denn es geht, wie ich begreife, sinngemäß darum, dass die Letzten von Gott erhöht werden würden. Mein Tag ist gerettet.

NOCH MEHR FRAGEN

ANDREA

Weil ich mich in den nächsten Tagen ruhig verhalte, darf ich Sascha zu einem Spaziergang treffen. Er holt mich mit dem Auto ab. Der Weg verläuft zunächst schweigend. Als wir die Stadt erreichen, traue ich mich langsam, mich umzusehen. Hier hat sich nichts verändert. Die Häuser sind aneinander gedrängt wie eh und je.

»Entschuldige, dass ich so aggressiv war letztens, das wollte ich nicht«, murmle ich.

Sascha lächelt und sieht mich an.

»Schon in Ordnung«, meint er und in seinem Blick schimmert es für einen Moment gerührt. »Hauptsache, es geht dir besser!«

Ich betrachte seine Augen und erfreue mich an ihnen. Ich liebe Saschas Augen und vergesse darüber immer ihre Farbe. Als er mich so ansieht, werde ich von Gefühlen gerüttelt. Kurz habe ich einen ungeheuer heftigen Wunsch, zu leben. Als wir aussteigen, denke ich, wie wenig sich hier in unserem Wohnviertel geändert hat. Überhaupt hat sich die Welt nicht geändert. Hinter den Wolken blutet immer noch wie jeden Morgen aufs Neue die Sonne. Seltsam, nur ich bin eine andere geworden. Die Schatten kommen und verschwinden, trotz allem ist überall eine Art Wärme. Plötzlich durchzuckt mich eine namenlose Angst. Ich fürchte mich vor dem Leben, das immer weitergeht, erbarmungslos. Auch ohne mich. Ohne mich, die ich jetzt eine Gefangene bin. Ratlos sehe ich mich um. Wolken spannen sich über den Himmel und zerreißen wieder. Würde es immer so weitergehen?

»Was denkst du?«, will Sascha wissen.

»Eine komische Welt«, sage ich, »oder?«

Und dann, mit einem Mal, durchfährt es mich. Ich begreife, dass das, was mich umgibt, Freiheit ist. Die letzte Form der Freiheit, die ich vielleicht erleben werde. Und ich denke nicht länger nach. Kaum ist die Autotür ins Schloss gefallen, beginne ich zu laufen. Ich habe ein klares, ein eindeutiges Ziel. Ich will zur Polizeistation um die Ecke, zu dem Ort, an dem wir meinen Stiefvater angezeigt haben. Ich muss ihnen den Kabelsalat in meinem Inneren zeigen, und zwar sofort.

»Stehen bleiben!«, tönt es hinter meinem Rücken.

Doch ich blicke mich nicht nach Sascha um. Es dauert nicht lange, da habe ich das leicht verranzte Gebäude an der Straßenecke erreicht. Hastig öffne ich die Tür. Hinter einem verglasten Fenster sitzt ein Mann.

»Was kann ich für Sie tun?«, spricht er in ein Mikro.

Ich hechle, sehe ihn an, sammle meinen Atem zusammen.

»Bitte helfen Sie mir! Ich werde gegen meinen Willen in einer Klinik festgehalten!«

Doch ich komme nicht mehr weiter, es öffnet sich die Tür.

»Die Frau ist eine Gefahr für die öffentliche Ordnung und Sicherheit«, höre ich Sascha sagen.

Etwas schlägt aus seiner Stimme heraus. Wie Feuer. Ich sehe ihn an.

»Du begreifst nicht«, stottere ich, während ich mir die Jacke aufzippe, um dem Polizisten meinen Kabelsalat zu zeigen. »Ich will …«, fahre ich fort, doch da werde ich nach hinten gerissen.

Ein Mund. Ein Mund, der nicht atmen kann. Ich stolpere. Mein Mund steht vor Anstrengung halb offen. Ich ziehe Speichel in den Mundwinkeln lang, habe Angst, wehre mich.

Sascha sieht mich an und mir schaudert. Sein Blick ist bestimmt wie der eines Tieres. Ich will ihm ausweichen, schweife mit den Augen umher.

»Andrea Romerer, Sie sind wegen Störung der öffentlichen Ordnung verhaftet!«

Sofort nimmt man mir alle meine Dokumente wie Reisepass sowie Papiermesser und sogar die Nagelfeile ab, die ich bei mir trage. Während man mich festhält, notiert der Polizist Folgendes: »Hat Geistesstörungen, die gekennzeichnet sind durch Verfolgungsideen mit Halluzinationen. Fühlt sich als Maschine.«

Ich beiße mir auf die Lippen.

»Frau Andrea Romerer, wie sehen Sie die Situation?«

Der Polizist blickt mich an. Ich aber sage nichts dazu. Wenn man mich fragt, sage ich nichts mehr. Wie auch, man hält mir den Mund zu. Dass alles zwecklos ist, begreife ich. In mir ist tiefe Nacht. Dennoch, schön ist die Nacht. Für einen Moment nahe am Glück, weil nichts mehr zu verlieren ist. Ich bin eingestürzt und nichts ist mehr übrig als ein Trümmerhaufen. Man fixiert mich auf einem Bett. Alles ist weiß. Dann Stille.

So werde ich erneut in die Klinik gebracht. Die Zustände des nächsten Tages kenne ich bereits. Ich schwappe vom Wachsein in traumartige Momente. Hin und wieder ist alles hell, klar, dann kann ich verstehen, was da geschieht, dass man mich seziert, auseinandernimmt, analysiert, den Kern von etwas sucht.

Nach ein paar Tagen darf ich wieder mit den anderen Insassen frühstücken. Eva ist die Erste, die auf mich zuläuft.

»Andrea!«, ruft sie aus und lächelt freudig.

Ich blinzle. Der Vorhang, der vor meiner Wahrnehmung liegt, lichtet sich kurz.

Ich erkenne helle, freundliche Züge und fühle mich für einen Moment getröstet.

Eva lächelt. Sie umarmt mich, sieht mich dann mit glänzenden Augen an.

»Was ist passiert?«, fragt sie.

Ich schüttle den Kopf. Ich habe es aufgegeben, irgendjemandem von meinem wahren Dasein, meiner wahren Existenz zu erzählen.

»Ich weiß es nicht«, sage ich schließlich.

Entsetzt bin ich, befleckt, mein Ich weilt in tausend Körpern, ist ein Schmetterling im Raum. Wie die Sonne, die mit ihrem Licht die ganze Welt erhellt bin ich oder wie ein Feld, das erhellt wird und die Helle selbst im und um das Feld bin ich. So, als wäre ich alles und nichts gleichzeitig. Unendlich verwirrt. Ich sehe aus dem Fenster und betrachte neidisch die Bäume. Ich sehne mich nach der Dauer eines Baumes, will etwas Ganzes sein, etwas Rundes, Abgeschlossenes, so wie die anderen Menschen auch. Doch da ist nur die Dichtigkeit der Welt, die zu grell ist, zu viel und zu laut. Und mit ihr kommt immer wieder die Erkenntnis: Ich bin eine Maschine. Ein Cyborg.

So vergehen die Tage in der Klinik, und ich fühle mich mehr denn je abhängig, und winzig klein. Ich bin ein Kind, Linda Maiers Kind, das um die Wahrheit ringt und nichts über seine wahre Existenz erfahren kann. Mein Körper fühlt sich an wie Gift. Inzwischen weiß ich, dass alles zwecklos ist. Ich trinke brav die Flüssigkeiten, nehme die Medikamente, die man mir verschreibt, nehme von Linda Maier alle Ratschläge an wie die Milch der Kuh. Ich fühle mich gebrochen, lahmgelegt.

Hin und wieder mache ich mit Eva Spaziergänge, die mich aufmuntern. Dann lasse ich meinem Impuls freien Lauf, wandere durch den Garten, der die Klinik umgibt. Dann merke ich, wie meine Augen sich fröhlich weiten. Manchmal ist die Stille so tief, dass ich seufzen muss.

»Geht es besser?«, fragt Linda Maier eines Tages, als ich zur Therapie komme.

Ich schweige.

Dann wage ich es, doch wieder eine Frage an sie zu richten.

»Bin ich eigentlich Ihr Kind?«, will ich von Linda Maier wissen.

Da neigt sie sich nach vorn und berührt mit ihren Lippen meine, ganz sanft. Für einen Moment ist es, als wollte sie mich küssen. Mir schaudert. Rasch stoße ich sie von mir. Als ich ihr ins Gesicht sehe, kann ich erkennen, wie in ihren Augen etwas auseinanderbricht.

»Sie können auch gegen mich sein«, sagt sie da, »das ist nun mal das Wesen der Freiheit. Ich habe Sie zwar geschaffen, aber ich habe Sie mit freiem Willen geschaffen.«

Ich schlucke, schweige, lasse meinen Blick über den Rasen gleiten. Ich habe das Bedürfnis, mich aufzulösen. Nahtlos in die Landschaft übergehen, verschwinden, tot sein. Ob ich verrotten würde? Es ist lächerlich, ich, Maschine, will Natur sein! Ich betrachte Linda Maier. Sie ist widerlich.

»Seien Sie nicht so missmutig, Sie selbst haben Ihr Leben in der Hand, das haben wir doch in der Therapie besprochen!«

Die Fältchen um ihre Augen zucken beim Reden. Es sind gar keine Lachfältchen, es sind Fältchen der Hinterlist.

Hatte sie nicht schon bei der ersten Sitzung wie eine Füchsin gewirkt? Wasserwellen sind diese Fältchen, die sich ausbreiten. Und Linda Maiers rötliche Haut wirkt jetzt fleischig, aufgedunsen die Lippen.

»Schauen Sie, sehen Sie es so: Sie dienen dazu, einen Menschen zu heilen.«

Mir wird übel bei ihren Worten.

»Was für eine Ehre«, schnaube ich schließlich, während ich in schwarze Augen sehe, aus denen das Weiß des Augapfels blitzend hervortritt.

Ich lasse meinen Blick schweifen und sehe aus dem Fenster. Draußen sind die Wolken auf das Gebirge am Horizont herabgesunken. Eine Seite ist hell erleuchtet, erstrahlt in Reinheit, die andere liegt im Dunkeln.

Was soll ich tun? Ich weiß nicht, wer ich bin, wohin ich gehen soll, was ich noch hoffen darf.

»Entleibung«, sagt Linda Maier da, »das ist der Leitfaden für die Zukunft. Seien Sie froh, versöhnen Sie sich! Menschlichen Sinnen kann man ohnehin nicht trauen!«

Schaudern.

»Sie dienen dazu, ihre schlechten Erinnerungen abzufangen, damit sie selbst sie übermalen kann. Eine Übermalung einer Übermalung einer Übermalung ist das Leben. Wir haben es selbst in der Hand! Nur brauchen wir dafür Kanister, die den Scheiß, verzeihen Sie das Wort, abfangen!«

Sie kichert.

»Und genau so ein Kanister sind Sie! Übrigens ein sehr schöner.«

»Was für eine Ehre«, wiederhole ich.

Linda Maier betrachtet mich, und für einen Augenblick kommt sie mir vor wie ein Dämon.

»Schauen Sie«, fährt Linda Maier fort, »Ihr Dasein verfolgt einen fast heiligen Zweck! Weil das Schmutzige sich dem Gedächtnis eher einschreibt als das Reine, braucht es eben Sie als Therapieform!«

Ich merke, dass es sinnlos ist, mit ihr zu diskutieren. Nur einen Wunsch habe ich noch.

»Gut. Aber darf ich mein anderes Ich denn nicht zumindest einmal sehen?«, frage ich. »Schließlich bin ich ihm ja die Nächste, oder?«

Linda Maier lächelt und schüttelt den Kopf.

»Nein. Sie sind ihr nicht nur die nächste, Sie SIND sie! Als Spiegelung, als Computer!«

»Also dann?«, frage ich.

Die Therapeutin stößt ein lautes Lachen aus.

»Sie sind intelligent«, meint sie, »aber wie ich schon sagte, alles hat seine Zeit!«

Verdammt, wieder nichts. Ich spüre ein Gefühl des Gefangenseins, eine Art Ersticken am eigenen Saft.

»Wo ist mein anderes Ich jetzt?«

Linda Maier lächelt geheimnisvoll.

»Ich würde sagen, der Apfel fällt nicht weit vom Stamm!«, meint sie dann und grinst mich fratzenartig an.

Doch als ich etwas erwidern will, kommt Eva auf uns zu. Sie hält einen roten Ball in der Hand.

»Wollen wir ein wenig Ball spielen?«, fragt sie.

»Gern«, entgegnet Linda Maier und lächelt.

SCHREIBEN UND SCHEITERN

LINDA

Seit dem Skifahren komme ich mir zunehmend wie eine Gescheiterte vor. Ich bin immer aufmerksam, ich beobachte die andern aus den Augenwinkeln, ohne dass sie mich sehen. Ich weiß, jederzeit können sie mich angreifen. Jederzeit kann ich sie enttäuschen. Ich weiß, jederzeit kann es vorbei sein. Immer hoffe ich. Ich hoffe darauf, dass die Mutter nicht schimpft, dass der Vater sich für mich nicht schämt. Das Problem ist, wie sie kippen: Der Vater ist in einem Moment noch nett, dann bessert er mich aus. Vergleicht mich immer mit anderen Mädchen. Da will ich besser sein, noch besser. Ich will so gut werden, dass keiner mir das Wasser reichen kann. Immer bemühe ich mich, und werde doch geschlagen.

Ich bin ein Opfer. Das ist zum Glück von außen nicht sichtbar. Aber innen sticht es. Mein Kopf ist ein Wirrwarr, ein Nebeneinander von Zeiten. Was war gestern? Morgen wird Weihnachten sein. Und es soll harmonisch verlaufen. Also bemühe ich mich. Ich schreibe ein kleines Krippenspiel, weil alle meinen, das Schreiben läge mir. Die selbstverfassten Szenen werden im Familienkreis aufgeführt.

So stolpert die Großmutter mit wallendem Haar über die Bühne, und der kleine Bruder darf den Hund spielen. Auch mir selbst habe ich eine Rolle zugeschrieben: Ich bin der Lichtbringer und in ein helles seidenes Tuch gehüllt. Alles vergeht wie im Zeitraffer, in einer Art Rausch. Vorhänge, die sich öffnen – wie oft wir das geübt haben! Die Großmutter, brav und schlicht mit ihrem hellen Haar, das sich in einem Kranz um ihre Schultern wellt. Wie sie die Augen aufklappt, die Welt betrachtet, mich lachend ansieht! Ich bin berauscht. Wie im Nebel schreite ich umher und spreche die Worte, die ich selbst geschrieben habe. Als wir fertig sind, geschieht es: Die Mutter klatscht! Mein Herz klopft, mein Kopf ist voll bis zum Rand. Geschafft, denke ich und gleite wie im Rausch von der improvisierten Bühne neben dem Wohnzimmersofa. Gleite hin zu meiner Mutter. Nun müsste doch alles gut sein, denke ich, atme tief ein und aus und suche mit den Augen nach ihren. Ob sie stolz ist? So leuchte ich mit den Blicken zu ihr. Und tatsächlich, die Mutter lächelt. Aber seltsamerweise scheint das Lächeln an mir vorbeizugehen wie alles andere auch. Nein, nichts ist gut, begreife ich. Wieder fühle ich mich, als hätte ich Fieber. Ich gehöre nicht dazu, denke ich. Die Ansprüche werden nicht ausgesprochen, aber sie sind da, sie lasten schwer auf mir. Im Rock der Großmutter verberge ich mein Gesicht.

»Was hast du denn?«

Schweiß schießt mir ins Gesicht. Aus mir kommen keine Worte.

»Es war doch wunderbar!«, meint die Großmutter ratlos.

»Du bist doch immer so beglückt, wenn du Stücke aufführst?«

Da läuft der Bruder auf uns zu und lacht laut.

»Es hat so große Freude gemacht«, ruft er aus, »ich glaub, ich will Engel werden!«

»Das kannst du nicht mehr, du bist schon ein Mensch«, meine ich nun bitter.

Der Bruder zieht geknickt den Kopf ein.

»Was kann ich sonst werden?«, fragt er.

»Weiß nicht«, murmle ich.

»Dann werde ich eine Irre!«, sagt der Bruder da und er kneift seine Lippen zu einem Strich zusammen.

Er scheint kurz zu überlegen.

»Lieber doch Indianerin«, meint er schließlich, und nun muss ich doch lachen und mein Herz wird ein wenig leichter. Dann gibt es die Geschenke, für einen Moment ist alles gut. Doch schon bald schlägt das Leben erneut zu. Das Leben ist gesund, sagen die Blicke der anderen. Ich kann es nicht leben.

In dieser Zeit ändert sich bei uns im Dorf einiges. Der alte Pfarrer lebt nun bei seinen Schwestern. Beide sind unverheiratet. Die eine ist zahnlos und sehr lieb, aber sie stinkt. Die andere geht gebückt und schimpft immer. Man muss sie Frau Oberlehrer nennen. Als wir sie besuchen, riecht es nach dem Tod. Ich habe das Gefühl, dass die beiden Frauen jederzeit vor mir sterben könnten. Doch sie sterben nicht. Dafür geben sie dem Bruder und mir Spielfiguren aus Gummi, damit wir damit spielen können, obwohl ich längst ein Teenager bin. Mir ist alles peinlich. Es wird Kuchen gegessen und über Geld gesprochen. Bald schon begreife ich: Die Großmutter reist nur dorthin, weil sie erben will. Wenig später ist der Pfarrer tatsächlich tot. Die Großmutter erbt wenig. Ein paar Heiligenstatuen. Das ist alles.

Das Leben verfließt am Land gleichmäßig, und immer tiefer wird die Stille, wenn Weihnachten vorbei ist. So vergeht der Winter, und der Beginn des neuen Jahres singt von Neuanfang. Ich merke, wie ich langsam wachse. Ich sehne mich nach Weite. Möchte den Wind spüren. Er ist schön. Aber sie lassen mich nicht. Immer sagen sie, ich soll daheim bleiben, ich sei krank. Ich will mich ausbreiten wie das Blau des Himmels, will alles entdecken. Sanft atmend wie der Himmel will ich sein. Der Himmel, auf dem die Lichter ein und aus gehen. Aber es gelingt nicht. Ich bin kein reiner Raum. Ich hechle den andern hinterher, will mich anpassen. Manchmal halte ich die Stille nicht aus, in der ich mein Blut im Ohr rauschen höre. Alles lärmt in mir. Zu viele Dinge, Welten, Gedanken. Fragen über Fragen. Nur wenn sie mir die Pillen geben ist es wieder still. Aber nur für Momente. Immer schlimmer wird die Sehnsucht mit den Jahren, alles verschlimmert sich. Der weite Herbst wird endlos traurig. Die Mutter liebt mich nicht, sie liebt den Bruder. Ich sehne mich nach Gerechtigkeit, doch inzwischen weiß ich: Das Leben ist nicht gerecht, es ist unerbittlich. Der Hass wacht überall. Wer einmal fällt, der fällt tief genug, dafür sorgt das Leben. Ich will nicht fallen. Ich bin auf der Hut. Ich bin immer wach. Ein Nachtvogel, lacht mich der Vater aus. Ich starre ins Dunkel. Die Straße draußen ist glatt und Lichter glimmen auf ihr wie Glühwürmchen. Ich fühle nichts, begreife nichts mehr. Ich habe Geflüster im Ohr. Dass das von einer toten Großmutter kommt, ahne ich vage.

Noch einmal frage ich die Mutter nach meiner Großmutter.

Da steht die Mutter auf, wie beim letzten Mal.

»Das willst du nicht wissen, oder?«, fragt sie, und fügt dann etwas weinerlicher hinzu: »Wenn du mich liebst, willst du das nicht wissen.«

Ich sehe sie an, aber seltsamerweise habe ich diesmal kein Mitleid. Ich springe auf.

»Ich liebe dich nicht!«, kommt es wie fremd aus mir.

»Ich hasse nur einen Menschen und das bist du!«

Mir wird schlecht bei diesen Worten, weil sie wahr sind.

Stille. Die Mutter sieht mich an. Etwas in ihr scheint auseinanderzubrechen.

»Das hast du nicht so gemeint. Oder?«, sagt sie dann stockend.

Ich schüttle den Kopf.

»Nein, natürlich nicht«, flüstere ich.

Ich habe es so gemeint.

Schweigen. Ich betrachte meine Mutter, ratlos. Ihr Gesicht ist in tiefe Schatten getaucht. Ich spüre mein Herz irgendwo tief unten in den Rippen pochen. Mein Atem schmeckt hässlich. Ich hasse mich. Und sie zieht mich von meinem Halbdunkel ganz ins Dunkel hinab, die Mutter, denke ich. Draußen ist das Getöse der Welt zu hören. Dunkel und lähmend wie Wasser ist ihr Blick. Sie beginnt zu weinen, aber sie tut mir nicht mehr leid.

Ich werde erwachsen. Das Spiel ist aus. Die Magie ist gebrochen. Ich weiß nicht weiter. Verzweifelt nehme ich sie in den Arm.

DAS ANDERE ICH

Andrea

Während ich mein Leben in der Klinik fortsetze, überkommt mich immer wieder ein Gefühl tiefer Hoffnungslosigkeit. Oft verfalle ich in eine Art Trance. Dann stehe ich da. Reglos wie ein Baum. Die Tage sind trostlos und ähneln einander. Die anderen Insassen haben tiefe Augenringe in den Gesichtern, scheinen sich einzugraben über die Jahre. Nur Eva ist hin und wieder fröhlich und hell. Hin und wieder bekomme ich eine aufmunternde SMS von Sascha. In etwa solcherart: »Ich glaube an dich« mit Emoticon oder »All my love«. Ich antworte kurz, schlucke dann die Pillen und schlafe einen langen Schlaf. Langsam und dunkel wächst die Entscheidung in mir: Jemand muss sterben. Entweder ich oder mein anderes Ich. Wo aber kann ich dieses andere Ich, dessen Kopie ich bin, finden? Linda Maier schweigt immer nur lächelnd zu meinen Fragen.

Eines Morgens, als Eva und ich gemeinsam über den Rasen spazieren, sieht sie mich mit großen Augen an.

»Sag, was ich immer noch nicht begriffen habe: Wieso bekommst du denn immer eine Sonderbehandlung?«

Fragend ziehe ich eine Augenbraue in die Höhe und verkrieche mich dabei in meinen Mantel.

»Wie meinst du? Redest du von den Elektroschocks?«
Eva lächelt, und ihr Gesicht sieht zart und verletzlich aus dabei. Kaum mehr als ein Hauch, ein Schleier. Stark und

markant treten die Backenknochen vom vielen Hungern hervor, die Augen liegen in tiefen Höhlen.

»Kokettier doch nicht so«, sagt sie und hakt sich freundschaftlich bei mir ein. »Ich meine, warum du manchmal im Pavillon schläfst und manchmal nicht!«

Verwirrt sehe ich sie an und schüttle dann den Kopf.

»Aber ich schlafe nicht im …«

Mir kommt ein dunkler Gedanke: Was, wenn es sich bei der Person im Pavillon um Andrea, mein wahres Selbst, handelt? Ich überlege. Die Idee scheint mir plausibel. Dass mein wahres Ich sich nicht bei Sascha aufhält, halte ich für sehr wahrscheinlich. Schließlich habe ich ihn eben erst getroffen. Und wenn Linda Maier tatsächlich mit mir experimentiert, überlege ich weiter, wieso sollte sie nicht genau dasselbe mit meinem wahren Ich tun?

»Was?«, holt mich Eva mit ihrer hellen, leicht neckischen Stimme in die Gegenwart zurück.

Ich schüttle den Kopf.

»Ich erinnere mich nicht, im Pavillon geschlafen zu haben.«

Ich schaue in den Himmel. Wie eine Art Schafherde ziehen die Wolken vorüber. Fragend blickt Eva mich an.

»Dissoziation wahrscheinlich«, murmle ich da und bin stolz auf meine eigene Ausrede.

Ja, denke ich, ich werde Linda Maier mit ihren eigenen Waffen schlagen! Sofort legt sich ein mitleidiger Zug um Evas Gesicht, das die Konsistenz von Packpapier zu haben scheint.

»Du Arme«, sagt sie leise.

Ich schweige für einen Moment und meine dann lächelnd, »Ich arbeite an mir!«

»Wir alle«, seufzt Eva leise, während sie ihren Körper im Gehen etwas näher an mich heranschiebt. So wandern wir schweigend zurück in die Klinik.

Ich weiß, was ich zu tun habe: warten, bis die Nacht hereinbricht, und dann aufbrechen. Die Nacht legt einen Tarnmantel über alle Dinge, und das ist gut so. In meiner langen Zeit in der Klinik habe ich herausgefunden, wann René das Haus verlässt. In einem unbeobachteten Moment hefte ich mich an seine Fersen. Gähnend tippt er den Code in die Tastatur neben der großen Glastür, die sich mit einem Schiebegeräusch öffnet. Ich ducke mich, mache mich klein, erspähe die Zahlen. Als René die Klinik verlässt, drücke ich mich wieder gegen die Wand und warte einige Atemzüge. Dann wiederholen meine Finger wie selbstverständlich den Zahlencode. Ein Rauschen ertönt. Die Klinik spuckt mich aus. Ich stehe im Nachtwind. Ich bin auf freiem Fuß. Gespenstisch und windig ist die Stimmung auf dem Weg durch das kleine Wäldchen, das hin zum Pavillon führt, etwas abseits der Klinik. Mir gruselt ein wenig. Ruckartig sehe ich mich um, mein Atem rasselt. Es scheint, als hätten die Bäume Gesichter. War da ein Schatten, der die Nacht durchzuckt? Immer wieder blicke ich hinter mich, und beginne leicht zu zittern. Tapfer setze ich meinen Weg fort. Bizarre Formen der Bäume, leere Blicke und aufgerissene Münder. Freilich sind es nur meine Augen, die mir einen Streich spielen und die aus den Ästen alle möglichen Fratzen und Monster machen. Ich fühle mich beklommen. Denn die knorrigen Erscheinungen um mich herum sind überwuchert von gelben Flechten und Efeu.

Bald schon habe ich das Areal erreicht, in dem der Pavillon liegt. Vor dem Garten, der ihn umgibt, ist ein Holztor. Vorsichtig schiebe ich es auf. Ein Knarzen ertönt, das mich noch einmal zusammenzucken lässt. Ich halte kurz inne, und gehe dann weiter. Ich bemühe mich, leise aufzutreten, damit das Knirschen von Kies nicht zu laut zu hören ist. Am Ende könnte es mein anderes Ich ja zu früh auf mich aufmerksam machen, denke ich. So streife ich an dem ehemaligen Gewächshaus vorbei, dessen Fensterscheiben zerbrochen sind. Ich kenne den Weg von einigen Spaziergängen mit Eva, und finde so auch im Dunkeln zum Pavillon. Ein riesiger Baum wuchert um das Häuschen, seine Äste erinnern an die Krallen eines verzweifelten Gefangenen, der sich aus dem kaputten Fenster in die Freiheit streckt. Ja, denke ich, wir sind alle Gefangene. Und mit eingezogenem Kopf gehe ich weiter.

Aber – was ist das? Ich halte inne. Habe ich etwas gehört? Abrupt bleibe ich stehen und drehe mich um. Eine Taschenlampe leuchtet mir ins Auge. Ich muss zwinkern, kneife die Augen zusammen. Als ich sie wieder öffne, durchzuckt es mich. Denn ich stehe – mir selbst gegenüber. Der Geruch von Kiefern. Das Singen des Windes. Die Zeit scheint still zu stehen.

»Andrea!«, flüstere ich dann und sehe die Frau vor mir an.

Sie hat hellbraunes Haar, eine helle Haut und dunkle Augen. Das bin ich: Stupsnase, blutleere Lippen, gekrümmter Gang.

Das Licht vor mir wirft meinen Schatten schwarz auf den Rasen. Zumindest mein Schatten ist echt, wenn ich es schon nicht bin. Still und steif bleibe ich stehen, für einen Moment. Dann bewege ich mich auf Andrea Romerer zu. Dabei fühle ich mich, als ginge ich im Traum.

»Du bist es also! Andrea X!«, sagt Andrea Romerer.

Aus den eben noch rosigen Wangen ist mit einem Mal jegliche Farbe gewichen. Plötzlich ist sie totenblass und leckt sich die Lippen, die rissig aussehen. Ich denke an Sascha. Seine Haut mit dem goldbraunen Schimmer. Ich denke daran, wie mager er ist. So mager, dass sich unter seiner Haut die Rippen abzeichnen. Ich denke daran, dass ich immer geglaubt habe, ihn zu lieben. Aber wen liebe ich wirklich und warum? Was ist nur Programmierung? Ich weiß es nicht. Es ist, als würde sich ein großer dunkler Vogel auf meiner Brust niederlassen. Er tut weh.

»Ich dachte schon, dass ich dir einmal begegnen würde!«, sagt Andrea Romerer leise und bewegt sich ein paar Schritte auf mich zu.

Ich schüttle den Kopf.

»Du weißt also Bescheid?

Wer bin ich? Sag mir die Wahrheit!«

Ein kurzes Lächeln erhellt das blasse Gesicht.

»Manchmal muss man viele Leben leben, um zu einer Wahrheit zu gelangen.

Ich weiß nur eines: Du als mein zweites Ich hast mir geholfen, ein zweites Leben zu leben. Ich bin nicht mehr am Abgrund. Ich bin dabei, neu zu beginnen. Es geht mir immer besser!«

Schweigen. Ich weiß nicht so recht, was ich entgegnen soll.

»Ich danke dir dafür!«, fügt Andrea Romerer hinzu. »Du hast mich gerettet!«

Ich weiche ein Stück zurück. Das ist alles? Sie gerettet? Jenseits dessen habe ich also keine Existenzberechtigung?

Schweigend sehe ich sie an.

»Gut, ich habe dich gerettet. Können wir das Ganze jetzt beenden?«

Fragend zieht Andrea Romerer eine Augenbraue in die Höhe.

»Ich will sterben«, sage ich.

Da beginnt sie zu lachen.

»Sterben?«, ruft sie aus. »Du sagst etwas und weißt gar nicht, was es heißt!«

Ich merke, dass ich wütend werde.

»Wieso?«, frage ich und meine Lippen verkrampfen sich bei diesem Wort.

Jetzt lacht Andrea Romerer noch lauter.

»Weil du nichts wollen kannst. Du bist eine Maschine!«

»Ich bin also nur eine Kopie, denkst du?«

»Sieh es anders: Du bist mein eigenes Vorbild! Du bist die Mutter, die ich nie hatte, die jetzt das Leid auf sich nehmen muss, das sie mir zugefügt hat!«

Ich schnaube, schüttle den Kopf.

»Du redest schizophren«, sage ich und spüre, wie sich meine Nasenlöcher vor Erregung blähen.

»Das bin ich auch«, sagt sie lachend.

»Stimmt«, meine ich kalt und betrachte sie wieder und wieder.

Es ist, als blickte ich in den Spiegel. Widerstandslos schieben sich unsere Züge ineinander. Ich bin mit ihr verklammert und hasse mich dafür. Bin ich wach, ist es ein Traum? Die Grenzen verwischen. Ist sie ich, bin ich sie? Auch das weiß ich nicht. Ich bin ihr Katalysator, ich muss sie heilen, denke ich. Ich bin das Opfer. Die als Opfer gebaute Maschine. Und weil ich nicht lebendig bin, kann man mit mir tun, was man will, denke ich grimmig. Nicht einmal der Schmerz ist mein eigener. Ich schlucke, ein tiefer Hass erfüllt mich. Es wird mir schwarz vor den Augen. Als ich wieder zu mir komme, ist es bereits zu spät.

ANNA

Linda

Es rotieren die Fragen in meinem Kopf. Bin ich am Ende doch wahnsinnig? Die Gedanken sind die einzige Sicherheit, denn sie wiederholen sich kreisförmig, sie geben den Tagen eine gewisse Struktur, sie geben mir Halt. Wie ich meine Fragen auch drehe und wende, ich finde keine Antwort. So wird es wieder Frühling, und ich verbanne die Zeit des Winters aus meinem Leben.

Blass sehen die Knospen auf den Bäumen aus. Zart ist der Frühling. Er ist zerbrechlich. Zerbrechlich wie ich. Das gefällt mir. Ich möchte ganz klein sein und in der Mutter verloren gehen. Oder im Bett verkrochen liegen, aus dem Fenster sehen, lesen. Aber es ist zu spät. So suche ich Zuflucht in der Natur. Ich liebe die Landschaft hinterm Haus. Das Schilf steht still. Die Wolken werden flach, kommen tief herab. Sie bringen den Wind. Und ich beginne etwas Neues, ich singe im Kirchenchor. Neben mir sitzt ein Mädchen, das dünn und sanft ist. So zerbrechlich wie ich. Es trägt eine Zahnspange und eine Brille. Anna heißt das Mädchen. Anna singt wunderschön. Heimlich versuche ich, immer als Erste da zu sein, damit ich mich neben sie setzen kann. Und wenn wir das letzte Lied fertig gesungen haben, bleibe ich auf meinem Platz. Mit dem Finger streiche ich über den Sessel, auf dem eben noch Anna saß.

Zart und warm ist diese Stelle nun. Zumindest bilde ich mir das ein. Anna. Ich male mit den Fingerspitzen ihren Abdruck nach. Anna. In mir ist eine große Zärtlichkeit. Immer träume ich von ihr, auch wenn sie da ist. Aber ganz zart, aus Angst, der Traum könnte mir entweichen, ich könnte ihn verscheuchen, wenn ich zu laut bin.

»Was ist denn?«, fragt die Chorleiterin, als ich immer noch nicht gegangen bin.

Erschrocken springe ich auf.

»Nichts«, sage ich rasch und laufe weg.

In mir pocht eine große Freude. Ich liebe. Die Liebe ist ernst, mir ist, als wäre mein Blut aus Blei und schwarz. Aber trotz dieser Schwere bin ich glücklich. Wenn ich im Chor bin, steht die Zeit still. Ich bin eine treibende Flocke, sehe alles verschwommen, nur Anna klar. Und sie blickt zurück, und die Blicke kommen nahe an mich heran. Sie ist das einzige der Kinder in meinem Alter, das keine Wand errichtet. In der Schule erdrückt mich die Einsamkeit. Neben Anna bin ich frei, wenn ich singe. Sie ist wie ein schmaler, mondweißer Weg, der einzige, den ich noch gehen kann. Wenn ich neben ihr sitze und sie betrachte, ist es, als ob ich bis jetzt immer nur leben gespielt hätte. Meine Seele ist ein Teppich, der sich unter ihren Füßen ausbreitet. Ich falle in ihren offenen Blick wie ein Blatt in den Teich. Treibe umher, lasse alles mit mir machen. Endlich sind die Stunden nicht mehr langsam. Endlich hat alles Sinn. Als ich einmal nach einem der Tage im Chor in den Spiegel schaue, ist die Seele in mein Gesicht gestiegen. Ich komme mir vor wie ein Mensch. Ich möchte nicht, dass dieser Zustand wieder aufhört. Ich möchte Anna nahe sein, aber gleichzeitig habe ich Angst davor. Sie ist wie eine Perle. Ich will sie nicht mit meinem Ich verschmutzen. Bald verstehe ich, dass das, was ich für sie empfinde, wohl

Liebe sein muss. Ich betrachte sie andächtig, wie ein Heiligenbild. Ihr Gesicht ist mir ein Geheimnis, ein Rätsel. Sie baut Brücken, ist eine Zuversicht, die sie in meine Nacht schickt.

»Magst du mit mir die erste Stimme singen?«, fragt Anna mich eines Tages.

Ich weiß nicht, wie ich mit ihrem Vertrauen umgehen soll. Anna. Ihr Auge hält mich fest. Ich möchte in sie hineinsinken. Ich verschlinge sie mit Blicken. Da beugt sie sich zu mir, und die Härchen auf unseren Oberarmen streifen einander.

»Diese Stimme!«, meint sie und deutet auf meine Noten.

Ich will etwas erwidern, doch die Berührung hat mich völlig fertiggemacht. Ich merke, dass ich sie nicht mit der Seele liebe, sondern mit dem Körper. Meine Haut ist ihrer vertraut. Ich kenne sie schon, lange, immer, wie durch einen Traum. Aber anders. Jetzt steht sie als Körper vor mir. Ich will Anna küssen, genauso, wie ich es mir in vielen Filmen gewünscht hätte. Aber natürlich darf ich das nicht. Und sie küsst mich auch nicht. Ich spüre meine eigene Verlorenheit. Ich bin der Rand einer Schale, die sie nicht an ihre Lippen führt. Sie ist das Geheimnis, das ich mir immer erträumt habe, eines, das mir ganz allein gehört. Und mir nicht gehört. Ich sehe Anna an. Ich zerrinne in Anna, und bin doch körperlich von ihr getrennt. Ich denke nichts mehr. Das ist der Untergang, meine Gefühle gehen mir voraus, sind blind, tapsen irrend umher.

»Gern!«, stammle ich schließlich.

Geschafft, denke ich, ich rede! Und bald schon ist es leicht und leichter. Ich rede immer mehr, ich will jetzt, dass meine Worte sie küssen, weil ich es nicht darf.

»Hast du Lust, einmal auf Kuchen vorbeizukommen?«, fragt sie.

Meine Stimme zerbröckelt wie Chips.

»Ja«, sage ich heiser.

Ich begreife es nicht. Ich werde eingeladen! Anna mag mich! Das erste Mal mag mich jemand, den auch ich mag. Es ist ein Gefühl, das ich nicht ertrage. Auf einmal wird mir klar, ich darf nicht zu glücklich werden, wegen der Mutter. Ich darf keine Erfüllung erleben. Weil sie auch nicht glücklich sein kann. Sie würde mir ein schönes Leben nicht verzeihen. Mein Körper schreit ohne Laute.

Nach dem Chor laufe ich fort, noch bevor Anna mir ihre Telefonnummer geben kann. Hell ist der Horizont, Lichtschaum in mir. Über mich bricht der Himmel ein. Das also ist Liebe. Sie wird immer stärker. Als hielte man eine Eistüte in der Hand, in der es langsam schmilzt. So ist verlieben. Süß sickert es in mich. Ich bin ein gewesenes, ein fernes, ein schlafendes inneres Kind, das sich in dieser Landschaft wiederfinden möchte. Aber es geht nicht mehr.

Ich klebe jetzt in Zwischenräumen. Ich fühle mich verzweifelt, als ich zu Hause ankomme. Dann schlafe ich einen langen, zähen Schlaf, um alles zu vergessen. Als ich aufwache, ist alles noch viel schlimmer. Tag wie Tag, Nacht wie Nacht, nichts wird geblieben sein, wenn man erst erwachsen ist. Nichts kehrt wieder, alles ist sofort verloren. Bilder gehen in meinem Inneren ineinander über, wieder und wieder. Was folgt, ist ein weiterer Sommer. Ich hasse ihn. Die unerträgliche, stechende Hitze. Die stehende Luft. Ich hasse den Bikini, den Körper, alles. Ich werde erwachsen und weiß nicht mehr, was wirklich geschieht, und was ich nur träume. Überall Augen. Sehen mich an. Ich will abspringen. Vom Leben abspringen. Aus dem Fenster springen. Es geht nicht. Ich erinnere mich an eine Szene aus der Kindheit.

»Ohne dich mag ich nicht leben!«, hat die Mutter einmal gesagt. Ich bin für sie verantwortlich. Wegen ihr muss ich leben, denke ich.

Ich würde gern sein wie am Anfang: Von allem in der Welt, was sich regt und rührt, nur das Helle kennen – und das Dunkle. Mit dem Erwachsenwerden ist ein Flackerlicht über die Dinge gekommen. Manchmal halte ich am Morgen lange den Atem an und wage nicht, aufzustehen. Warum all die Menschen? Alle kämpfen, vermehren sich, und werden am Ende doch ersetzt, durch andere abgelöst. Das Sprechen fällt mir schwer. Ich murmle, ich trödle, und zwischen mir und den anderen Menschen liegen Gräben. Ich tue meine Pflicht, aber ohne Eigenheit und ohne Ehrgeiz. Mir ist alles egal. Einmal erzähle ich der Großmutter von meiner Ratlosigkeit. Beginne dabei zu weinen, immer heftiger. Ich erzähle mit Lücken des Schmerzes zwischen den Sätzen. Schluchze nach Luft. Die Großmutter bleibt ruhig.

»Die Zeit wird dir helfen«, sagt sie nur.

Das stimmt, die Zeit hilft. Denn die Probleme ändern sich. Und man selbst sich mit ihnen. Immerhin.

In mir weint das Heimweh. Es weint leise, aber es übertönt alles.

Manchmal nistet eine Hoffnung in mir, dann sehne ich mich, will mich dehnen. Die Grenzen zwischen mir und den andern überspringen. Noch einmal in den Chor gehen, Anna noch einmal sehen, sie zum Kuchenessen treffen. Doch ich bin unfähig zu handeln. Und die Zeit kreist immerzu. Sie tut weh. Sie würgt mich. Ich möchte etwas Sinnvolles tun und vertrödle bloß alles. Ich schrumpfe in meiner Angst, und die Stunden ziehen noch und noch schneller. Hinter meiner Stirn knistern die Gedanken. Die Augen der andern schließen sich um mich wie eine Falle. Schnappen zu. Das Leben stirbt an mir vorüber, jeden Tag. Ich denke, laufe umher, aber ich laufe im Kreis. Ich will mich zum Kreis laufen, mich abschließen, doch es gelingt nicht. Ich bin in mir selbst eingeschlossen, hineingeworfen in mich, kann nicht raus, ertrinke in den hämmernden Gedanken wie in einem Meer. Ich bin wie ein lautloser Schrei, der von Tag zu Tag losstürzt, alles ausprobieren will und doch nichts anfängt.

Stück für Stück reiße ich mein Ich aus. Nicht Raum, nicht Zeit. Nur noch Schlaf. Die Sonne ist zu hell, meine Augen sind wie Haut, sie spüren alles, auch wenn ich sie schließe.

Ich esse wenig. Wenn ich nichts esse, ist mir endlich kalt. Dann brennt die Wut der Mutter nicht mehr so. Dann kann ich nur noch schlafen. Schlafen hilft, wenn man vergessen will. Das ist gut, denn sobald ich aufwache, hagelt es Gedanken in meinem Kopf. Die Gedanken stechen nach mir. Ich versuche alles zu begreifen, die Worte aber machen die Dinge lebendig, sie beschwören die Zuckungen der Dinge herauf. Ich sage: »Ich hasse mich«, wenn ich vorm Spiegel stehe. Und schon werde ich hässlich. Von mir gelangt nichts mehr nach außen, ich bin eine Schale, ich schließe mich fest ein. Nur die Geister und Träume sind mir jetzt noch nahe.

Ich möchte den Tod rufen, mit der Abendröte gehen. Wie der Wind will ich sein, verrauschen, ohne Zeit. In mir weint ein Sommer, eine Kindheitserinnerung, das Pissen ins Gras. Ich bin wie ein Becher, der zerspringt. Ich habe nur meine Lippen, meine Hände. Ich kann damit nichts tun, die Worte treffen nicht, ein Geist lässt sich nicht umarmen. Ich hasse meine Hände.

Der See der Kindheit sieht aus, als wäre er fast vertrocknet. Für einen Moment weiß ich es nicht: Ist es gestern, heute, morgen? Die Zeit wird blass. Ich verschrumpfe, verroste. Meine Finger sind blass. Ich hasse sie dafür. Ich zerschneide sie. Ich hasse mein nacktes Fleisch. Am liebsten will ich schlafen, Tag und Nacht, aber das kann ich nicht. Die Sterne über mir.

Das Leben bringt immer neue Geschichten, keine alten. Das ist traurig. Und tröstlich zugleich.

TÖTEN

Andrea

Es ergreift mich kalte Wut, als ich Andrea Romerer ins Gesicht blicke. Alles, was mein Leben und meine Erinnerungen bis jetzt ausgemacht hat, ist mit einem Mal weggewischt. Meine alte Hülle bricht auf, bricht weg, und das gefällt mir nicht. Wie soll ich dieses Leben in Splittern nur wieder zu einem sinnvollen Ich verbinden?

Andrea Romerer kommt näher an mich heran und legt mir die Hand auf den Oberarm.

»Ich weiß, wie du dich fühlen musst«, sagt sie leise.

Ich sehe sie an und bin erschüttert über die Tiefe und Vertrautheit ihres Blickes. Sie scheint in mich zu dringen mit ihren Augen, scheint alles zu beobachten, all meine Gedanken zu kennen. Es gibt kein Entkommen. Ihr Blick würde mich immer wieder zwingen, ihr zu dienen. Alles läuft in eine Richtung: hin zum Tod.

»Lass uns doch ein bisschen spazieren gehen«, schlage ich vor, um Zeit zu gewinnen.

»Why not!«, meint Andrea Romerer. So wandern wir nebeneinander her. Im Dämmer halte ich inne. Andrea Romerer läuft weiter, bleibt dann aber stehen.

»Was denn, alles gut?«, fragt sie ein wenig besorgt.

Ich will etwas antworten, aber unaussprechbar sind die Laute, die mir im Hals stecken. Ich verbeiße mich an ihnen.

Ich gerate ins Schwitzen, merke, dass meine Knie weich und wabbelig werden.

»Bist du müde?«, möchte Andrea Romerer wissen.

Und dann geht alles sehr schnell. Ich bücke mich, taste mit den Fingern den erdigen, moosigen Waldboden ab und finde schließlich etwas Hartes. Meine Finger krallen sich fest, ziehen etwas in die Höhe. Es ist ein Stein. Ich werfe den Stein auf Andrea Romerer, ziele auf ihren Schädel. Doch ich ziele schlecht. Auch Maschinen sind fehlbar. Andrea Romerer schreit auf. Knapp über ihrer linken Augenbraue ist eine winzige Wunde entstanden.

»Spinnst du?«, ruft sie.

Für einen Moment merke ich, dass ich innerlich weich werde. Schließlich ist es mein eigenes Spiegelbild, das hier blutet. Es ist schwerer als gedacht, sich selbst etwas anzutun.

»Tut mir leid«, murmle ich leise, »ich …«

Andrea Romerer lächelt. Offensichtlich geht es ihr wie mir. Auch sie hat Mühe, mich zu hassen.

»Ist okay«, meint sie, »der Schmerz im Kopf lenkt mich von meiner Dissoziation ab!«

Ich horche auf.

»Heißt das, du bist noch immer nicht geheilt?«, frage ich verwirrt.

Andrea Romerer wankt.

»Linda Maier meinte, alles braucht seine Zeit …«, stammelt sie, »und dass die Experimente noch nicht abgeschlossen sind …«

Andrea Romerers Züge sind angstvoll, verwirrt.

Verdammt, denke ich, offenbar weiß sie genauso wenig wie ich! Und dann geschieht etwas Eigenartiges: Andrea Romerer stürzt sich auf mich.

»Lass mich dich einmal umarmen«, sagt sie leise, »dir danken für alles, was …«

Ich weiche aus, weiß nicht, wie ich mir helfen soll.

»Vielleicht hast du eine Gehirnerschütterung! Wir müssen zum Arzt!«, sage ich, während ich überlege, wie ich mit der Situation umgehen soll.

»Deine Wunde muss genäht …«

Jetzt wird Andrea Romerer plötzlich grob. Sie stößt mich und ich falle nach hinten. Ich strauchle, will weglaufen. Aber sie ist schneller, kommt auf mich zu, umarmt mich, klammert sich an mir fest, als sei ich ihr letzter Rettungsanker. Ich greife erneut nach dem Stein, der einige Zentimeter neben mir am Boden liegt. Diesmal bin ich gnadenlos. Ich schlage auf sie ein, immer wieder. Hartes stößt auf Hartes. Ich halte die Augen geschlossen. Als ich sie wieder öffne, sehe ich, wie Andreas Körper zur Seite kippt, als wäre er ein Sack. Ich strecke die Hände aus und lege sie um ihren Hals, fest, fest und fester. Sie röchelt. Immer wieder presse ich zu. Die Zeit scheint stillzustehen. Alles geschieht auf einmal und gleichzeitig geschieht nichts. Wie paralysiert sitze ich auf meinem anderen Ich und kann nichts anderes tun, als wieder und wieder zuzudrücken. Ich lausche ihren letzten Zügen. Andrea Romerer ist nun fast schon ein toter Mensch. Ich sehe sie an. Das Geräusch der Schritte der Zeit macht sich klein, der Moment scheint zu schleichen. Nichts war je so intensiv, denke ich, während ich in Andrea Romerers Gesicht sehe. Andrea Romerer würgt. Sie will etwas sagen, doch es kommt nichts heraus. Ihr Gesicht ist zu einer Art Fratze, einer Art Maske verzerrt, als wäre es nicht real. Von Moment zu Moment betrachte ich ihr Sterben, verfolge es hungrig. Kurz und kürzer wird der Atem. Rau sehen ihre Lippen jetzt aus. Dick und dicker schwellen die Adern auf ihrer Kopfhaut an, bis sich ihre Finger verkrampfen. Dann läuft ihr Gesicht blau an, ihr Kopf sackt zur Seite hin ab.

Mit einem Mal erschallt ein Schrei. Er fährt mir durch Mark und Bein. Es ist nicht der Schrei eines Menschen. Es ist der Schrei eines Tieres, das einen Orgasmus hat. Mein eigener. Dann tiefe Stille.

Als ich wieder zu mir komme, weiß ich, dass mich der Schrei fortan immer begleiten wird, noch in meinem Schlaf. Es ist der Schrei, der meinen Triumph bezeugt. Meine Hände sind feucht, meine Zähne schlagen gegeneinander. Jetzt ist der Rausch zu Ende. Ich rolle mich zur Seite. Einige Zeit halte ich inne. Dann ziehe ich die Beine an den Bauch heran. Irgendwann sehe ich zu Andrea Romerer hinüber. Die Augen nach oben gedreht, so liegt sie da. Ein Mensch gewöhnt sich an die Dunkelheit. So starre ich vor mich hin. Komme wieder zur Ruhe. Blicke auf ihre dünne Kielbrust, die sich nicht mehr hebt und nicht mehr senkt. Eingesunken ist der Mund mit den dünnen Lippen. Ich wische ein wenig Erde von ihrem Leib, drehe sie zu mir, sehe sie an. Das bin ich, denke ich. Ich betaste das Gebilde des Gesichtes. Ein wunderliches Wehen von Gedanken, die ich nicht fassen kann, steigt in mir auf. Der Wind ist eine Stimme in meinem Kopf. Ich lächle und schweige. Es ist seltsam, so etwas wie ein Lachen kommt mir aus. Mit der verschmierten Hand wische ich über mein Gesicht. Das Lachen kommt in Wellen, zunächst nur mäßig, doch dann schwillt es an. Ja, immer stärker wird es, dringt aus meiner Kehle. Wie Jubellaute, dann wieder prustend, eine Art Gewieher. Wie Perlen tröpfelt es aus mir und verklingt, um erneut hervorzubrechen, bis ich mich wieder fassen kann.

Nachdem ich ihre Kleidung angezogen habe, begrabe ich Andrea Romerer unter der Erde. Einmal noch sehe ich sie an.

Sie ist ich. Ich betrachte zum letzten Mal ihr Gesicht, und es ist, als blickte ich in den Spiegel. Ich seufze. Auch mein Gesicht ist ein gestorbenes Gesicht.

Es dauert, bis ich in meiner neuen Montur den Pavillon erreicht habe. Alles um mich wirkt gespenstisch. Der Nebel zeichnet Fratzen in den Wind, die Zweige zersplittern, adrig schimmert die Rinde der Birke. Die Skelette der Bäume grinsen mich an, unter meinen Sohlen flüstert das Laub, als wäre es in Not. Es scheint zu kichern im Unterholz, es klirrt an den Halmen. Jetzt beginnt es zu regnen. Der Regen tropft mir in die Augen. Der Wind haucht mir ins Ohr. Mir schaudert.

Die Tür des Pavillons steht offen. Erleichtert schleiche ich hinein und falle besinnungslos auf ein Bett, das in der Ecke steht. Ich lausche dem eigenen Atem und denke an Linda Maiers Meditationsübungen. Bald schlafe ich ein.

Das Aufwachen ist weiß.

TEILUNG

Linda

Noch immer ist Sommer. Ich sollte mich freuen. Vor allem, weil ich jetzt langsam eine Frau werde. Das sagen alle. Doch ich kann nicht antworten. Die Zunge spricht nicht an. Mein Mund ist Zerstörung. Seit einiger Zeit weiß ich aber, wie ich damit umgehen soll: Ich schlucke nichts mehr hinunter. Ich blute und ich hasse mich dafür. Ich revoltiere gegen meinen Körper, der grollt. Eine Art Revolte. Ich brauche kühlende Wogen. Manchmal gehe ich ins Schwimmbad. Aber da starren sie mich immer an. Das mag ich nicht. So bleibe ich fortan meistens zu Hause. Ich lese jetzt Bücher über Psychologie. Der menschliche Geist beginnt mich zu interessieren. Was ist das, Bewusstsein? Ich weiß es nicht. Ich versuche, es herauszufinden, indem ich mich ritze. Aber die Haut gibt keine Antwort. Ich hasse meine Haut. Meine Schmutzhaut. Ich kerbe Risse in sie. Ich verändere mich.

Meine Blässe könnte Rätsel aufgeben, aber sie sieht bloß ausgekotzt aus. Ich zerfasere, bin nackt. Immer mehr wünsche ich mir ein Spiegelbild. Ich zerrinne, Stunde um Stunde, werde in die Länge gezogen von Zeit. Meine Mutter schreit, ewig. Ihr Brüllen zieht sich in die Länge. Sie brüllt sich blind. Ich bin nervös, wie ein Flattertier, streiche mir immer wieder Strähnen aus der Stirn. Ich werde erwachsen.

In der Pubertät werde ich wachsamer. Oft lache ich auch grundlos. Ich suche die Unendlichkeit und Ausweichspuren.

Ich träume. Ich schreie meine Seele aus mir heraus, wenn ich im Kirchenchor singe. Man hört mich dennoch nicht. Meine Augen sind Äste, greifen um sich, finden nichts. Mein warmes Blut stockt. Wenn ich andere Menschen sehe, zerbreche ich wie Porzellan. Aber nur innen. Keiner kann das sehen. Der ausdauernde Knäuel Schmerz im Hals. Doch nicht nur der Kehlkopf tut weh. Auch der Rest meines Körpers. Vor allem die Haut. Ich hasse meine Haut. Meine Schmutzhaut. Ich kerbe Risse in sie.

In den Nächten begegnet sie mir jetzt immer wieder: eine tote Großmutter. Die Mutter der Mutter. Als Schatten steht sie an der Wand. Ich sehe sie an. Ich spüre einen Schrecken in mir stecken, wie einen Felsen. Er teilt mich entzwei. Es gibt mich doppelt. Ich schließe die Augen. Großmutters wehendes Gesicht neigt sich in mich hinein, es steht zwischen uns, unberührbar, aus Licht, aber es trennt. Gern würde ich weinen. Aber es geht nicht. Starr hocke ich im Bett. Habe das Gefühl, nie eingeschlafen und nie aufgewacht zu sein. Mein Leben wird ein Schlaf. Ich bin so lang in der Kälte gestanden, dass ich sie nicht mehr spüre.

Ich gehe nicht mehr in die Kirche, denn dort habe ich einmal Anna gesehen, und ich habe Angst vor Anna. Angst vor der Sehnsucht. Angst vor meinem Körper. Ich mache mich klein, immer kleiner. Ich lasse mich schlagen wie immer.

Einige Zeit später treffe ich Anna zufällig auf der Straße.

»Warum bist du denn weggelaufen?«, fragt sie.

Ich schweige. Ich bin zu stolz zur Lüge.
Mein Blick fällt auf Anna, aber ich kann nicht dorthin, bin wie gelähmt. Wie ein zerbrochenes Lied.

»Ich … mein Hund ist gestorben …«, stammle ich.

Doch eine Lüge. Aber mir fällt nichts anderes ein. Anna sieht mich traurig an, ihre Helligkeit tut mir fast weh. Dann geschieht das Unfassbare: Sie umarmt mich. Und ich kann nichts tun. Stehe da, starr, mit herabhängenden Gliedern. Ich zittere.

»Mach's gut dann, melde dich«, sagt Anna irgendwann und löst die Umarmung.

Ich starre ihr nach. Ich finde keine Worte. Als sie weg ist, fühle ich meinen Körper als meine eigene Trauer. Als einen Mangel. Es hat nichts damit zu tun, ins Gras zu pissen. Halb komme ich mir vor.

Der schöne Moment ist schnell verglüht. Es ist Zeit für Trost. Ich nehme Oscar, meinen Plüschdinosaurier, in die Hand. Das habe ich lange nicht mehr getan. Heiße Wellen wogen in meiner Brust. Ich umschlinge ihn, verschlinge ihn mit den Augen. Als wäre er Anna.

»Alles gut?«, fragt mich die Großmutter an diesem Abend.

»Kann eine Frau eine Frau lieben?«, frage ich leise.

Irritiert sieht die Großmutter mich an.

»Nicht so wie einen Mann, nein«, sagt sie dann. »Das ist Sünde!«

Ich nicke. Mein Weinen sammelt sich zusammen, bleibt im Auge hängen. Ein nasser Fleck.

»Soll ich dir heute wieder ein Märchen erzählen?«, fragt die Großmutter, und ohne meine Antwort abzuwarten, fängt sie auch schon an mit ihrer Geschichte.

Ich aber höre nichts davon. Ich bin wie ein ausgetrockneter Brunnen, in den sie Worte wie Sterne wirft. Sie erreichen mich nicht. Ich will weg von ihr, weg von allen Wünschen.

»Liebe«, murmle ich später.

Ich behandle das Wort wie mein Kind. Das Wort riecht nach Kindheit. Es gibt ein Geräusch von sich. Eine überaus hohe Frequenz.

Ich bin also das erste Mal verliebt, aber ich kann diese Liebe nicht mit Anna teilen. Immer wieder höre ich die Worte der Großmutter: »Das ist Sünde!« Meine Stirn wird schwer vom vielen Denken. Ich mache mir Vorwürfe. Man liebt Engel nicht! Du darfst sie nicht lieben, sage ich mir, und dass ich nicht mehr zum Chorsingen gehen werde. Nach der Schule hocke ich allein zu Hause, langweile mich unendlich. Mein Körper beginnt indes fühlender und fühlender zu werden. Die Augen der andern sind Fühler. Wer einen Körper hat, der schwitzt, brennt. Es ist hässlich. Ich möchte nur noch Skelett sein. Ich hasse mein Fleisch. Die Haut hat keinen Schutz vor der Außenwelt. Der Abrieb der Luft macht mich schwanken. Mir ist immer kalt. Meine Gedanken und Bewegungen werden mineralisch, wie Stein. Immer wieder knicke ich innerlich ein.

Wie gern hätte ich die Haut eines Igels, aber es hilft nichts. Ich weiche der Sonne aus. Ich hasse das Licht. Anna will ich nicht sehen, will mich nicht nach etwas sehnen, das ich ohnehin nicht haben kann. Die darauffolgende Zeit ist dunkel. Immer ist mein Hirn umdüstert. Alle andern haben gute Laune, ich schweige und beiße mir auf die Lippen. Ich verringere mich, werde kleiner, liege ausgestreckt im Bett und starre ins Nichts. Draußen ist Sommernachmittag, aber in mir der Tod. Ich gehe Todesflure entlang, die sich in meinen Organen ausbreiten. Nachts rede ich manchmal mit einer toten Großmutter.

Den ganzen Tag schleppe ich schwermütige Gedanken mit mir herum. Mattigkeit. Das Leben. Dieses schwarze Elend. Ich weiß nicht, was sein Zweck ist. Ich fühle mich wie eine kleine zitternde Flamme in Nachtwache. Manchmal wanke ich, begreife nicht, wie ich Wachsein von Schlaf unterscheiden soll. Ich irre herum wie eine Blinde. Ich merke, wie ich verhärte. Es bildet sich eine Schmerzfalte links neben meinem Mund. In mir ist eine Leere, die nicht weichen will. Ich bin auf ständigem Kriegsfuß, habe eine Feindschaft mit dem Außen. Mein Körper ist mir fremd, er kommt mir unbewohnt vor. Meine Welt ist durch die Erwachsenen und durch mein Zimmer begrenzt. Früher war es egal, aber nun ist es immer schwieriger, sich wegzuträumen. Ich kann meinen Körper nicht ausklammern. Ich denke an Anna, ich träume von Anna. Ich habe Sehnsucht. Die Märchen reichen nicht mehr. Es ist, als läge hinter der Tür ein großes Reich des Lichts, das ich nicht betreten kann.

Seit ich weiß, dass es Atombomben gibt, habe ich das Gefühl, nirgendwo sicher zu sein.

Ich fühle mich so sensibel, dass ich glaube, jeder Kieselstein könnte mich umwerfen. Die Luft ist lau, sie reißt an meinem Herzen. Ich möchte, dass meine Lippen irgendwem begegnen, doch es geht nicht. Ich breite mein Haar wie Gras auf dem Polster aus und atme tief. Ich spüre, dass ich verliebt bin.

Nichts Neues passiert. Die Mutter schreit, ich nehme immer schon im letzten Schrei den nächsten voraus, fühle ihn danach immer noch. Ich will nicht mehr in den Kirchenchor gehen.

»War wohl auch nur so eine Phase«, murmelt mein Vater.

Ich nicke.

Die Sehnsucht nach Liebe wird immer mehr durch Angst ersetzt, durch Rituale, ich kann auch allein, heißt das, und niemanden brauchen. So liege ich meistens im Bett neben einem Buch. Im Bett bin ich stillgelegt, auf mich selbst reduziert, und ich möchte dann nichts als schlafen. Groß ist die Müdigkeit. Ich bin froh über sie. Denn dann gehöre ich ganz mir selbst. Genüge mir, so in mir ruhend. Da braucht es kein

Außen mehr. Ich impfe mich mit Träumen und herrlichen inneren Bildern. Anna kommt nicht mehr darin vor.

»Willst du nicht wieder in den Chor gehen?«, fragt die Mutter eines Tages.

Ich merke, wie ich mich schäme bei diesen Worten, ja, ganz rot bin ich, ich will verschwinden. Ich bin immer noch ich.

»Vielleicht ist Skifahren doch spannender«, murmle ich.

Dann sage ich nichts mehr. Ich möchte eine andere sein, aber das wollen die andern auch. Ich kann es genau erkennen. Daran, wie sie ihre Blicke in mich hineinbohren. Genauso wie die Mutter. Wie sie sich, ohne zu fragen, in meine Träume drängen, als gäbe es keinen anderen Raum. In meine Glieder, in meine Knochen wollen sie eindringen. Meine Eltern. Es ist die Hölle. Es zerreißt mich. Ich möchte kreischen. Doch ich bin stumm. Ich sehe die Mutter an. Ob sie ahnt, dass ich in ein Mädchen verliebt bin? Das Herz tickt. Es ist wie eine Uhr. Ich fühle meinen Tod in ihm, fühle das Leben, das davonrast.

Ich bin eine Getriebene. Ich jage umher, suche Schimmerndes, Schönes, finde nichts. Die Sonne kommt mir fremd vor. Wie ein kaltes Gehirn ist sie, Stacheln sind ihre Strahlen. Ich mag nicht mehr wach sein. Kein Wasser in mir, ich schwitze. Alles, was aus meiner Haut dringt, verschlucke ich.

ZURÜCK ZU SASCHA

Andrea

In der nächsten Zeit, die ich jetzt bemüht unauffällig im Pavillon verbringe, habe ich einen Presslufthammer im Hirn. Ich begreife es: Es war kein Wahn. Andrea Romerers toter Körper unter der Erde bezeugt es. Nicht echt, ich bin nicht echt. Mein Schmerz, meine Gefühle, all das, nichts als ein Algorithmus. Immer wieder wird mir diese Tatsache bewusst, und sie treibt mich in die Verzweiflung. Ich laufe umher, versuche so, zur Ruhe zu kommen. Doch ich verirre mich in den Gängen der Klinik, auf den Wegen, die durch den Garten ins Wäldchen und zum Pavillon führen. Die Welt scheint ein Labyrinth zu sein, und ich komme nicht heraus. Meine Erinnerungen sind wie abgeschattet, verändern ihr Licht. Die große Grausamkeit, die Linda Maier mir angetan hat. Das Nicht-Sein, eingestickt in mich. Ich bin eine Maschine, bin kein Wesen aus Fleisch und Blut. Nichts an mir, was wärmen könnte, denn ich habe kein Leben und werde nie eines haben. Seit ich das mit Sicherheit weiß, ist mir immerzu kalt. Es scheint, als würde eine Hand in mein Inneres greifen, in mir herumwühlen. Ich kann nicht mehr. Die Zeit scheint sich endlos zu dehnen.

Wenige Tage später kommt Linda Maier wieder, um mit mir eine Therapiestunde abzuhalten.

Als ich sie sehe, beginne ich zu zittern. Es ist, als hätte Linda Maier, seit ich Andrea Romerer getötet habe, noch mehr Macht über mich.

»Sie sehen gut aus«, flötet Linda Maier, als sie den Pavillon betritt. Ich stutze und betrachte sie dann eingehend. Tatsächlich, ihr scheint der Unterschied zwischen mir und der wahren Andrea Romerer nicht aufzufallen.

Linda Maier ist blind in sich. Sie kommt mir jetzt zerbrechlich vor. Zart und dünn wie Lidhaut schimmert ihr Gesicht. Aber nur einen Moment lang. Dann wirkt es wieder rosig und ein wenig kantig, wohl wegen der Brille in ihrem Gesicht.

»Gut ist der kleine Bruder von scheiße«, entgegne ich, nur um irgendetwas Unbeschwertes zu sagen.

Dabei springt Linda Maiers Kehle gluckernd auf und ab. Sie lacht. Und ich freue mich. Denn ich habe Lichter in ihre Augen gezaubert und das gefällt mir. Seltsam, denke ich. Dabei sollte ich doch wütend auf sie sein. Als sie sich vor mir in den weißen Fauteuil neben meinem Bett setzt, bemerke ich, dass unsere Körper einander in den Bewegungen und Gesten spiegeln. Verwirrt sehe ich sie an. Ich werde ihr ähnlich. Ich liebe und hasse sie gleichzeitig. Ich will mich in sie hineinkrümmen wie in eine Schachtel, eine Höhle, ein Grab, und ich will, dass sie aus meinem Leben verschwindet. Mir schaudert. Sie ist zersetzend, denke ich, ich löse mich auf in ihr, wenn ich sie ansehe. Ich habe Angst vor ihr. Und ich finde sie schön wie ein Lied. Linda Maier sieht mich an und mir ist, als rissen ihre Blicke Streifen in meine Haut.

»Sie fressen mich auf.«

»Ich erneuere dich!«

»Andrea Romerer, Sie wirken sehr stabil! Sie spiegeln mich sogar körperlich! Das ist ein Zeichen, dass Ihre dissoziativen Zustände sich gebessert haben. Endlich kommen Sie mir wieder so vor wie ein soziales Wesen!«

Ich schweige, betrachte betreten meine Hände. Wie seltsam, so etwas als Maschine zu hören zu bekommen.

»Ich würde vorschlagen, Sie in der nächsten Zeit wieder ambulant zu behandeln«, fährt Linda Maier fort.

»Wie … warum?«, frage ich leise.

»Nun. Erstens scheint mir Ihr Zustand viel besser und zweitens …«

Linda Maier räuspert sich, sieht kurz schweigend aus dem Fenster.

»Sagen wir, es gab gewisse … Komplikationen«, murmelt sie dann ein wenig rau.

»Komplikationen?«, frage ich mit möglichst naiv klingender Stimme, während eine Gänsehaut mir den Rücken entlangkriecht.

Für einen Moment herrscht Stille.

»Ja, der Roboter Andrea X, mit dem ich die Therapie, wie Sie ja wissen, fortsetzen wollte, ist derzeit nicht auffindbar«, sagt Linda Maier leise und presst die Lippen zusammen.

»Tatsächlich?«, heuchle ich und freue mich insgeheim.

Es hat funktioniert! Linda Maier hält mich für Andrea Romerer! Ich habe sie mit der von ihr geschaffenen Illusion ausgetrickst, denke ich. Ich halte ihr einen Spiegel vor, gebe ihr den Betrug zurück – und sie glaubt ihn! Ich bin das Werk, das intelligenter ist als sein Erfinder! Ich fühle mich seltsam befriedigt. Linda Maier ist der Gott, der einen Stein erschaffen hat, den er selbst nicht mehr heben kann, denke ich. Das hat sie von ihrer Allmacht! Ich bin das kolossale Stahlgehirn, der perfekte Computer schlechthin! Ich bin die Verschmelzung von Mensch und Maschine, denke ich und fühle mich für einen Moment sehr stark. Dann aber bekomme ich Angst vor mir selbst. Und die Angst wird noch größer, als Linda Maier, während sie sich über die Stirn wischt, freundlich meint:

»Ich denke, Sie können schon in den nächsten Tagen nach Hause!«

In der letzten Nacht in der Klinik fühle ich mich schwer und sinke nur langsam in ruhelosen Schlaf. Im Traum begegnet mir Sascha. Spinnenartig ist er und ganz und gar nicht schimmernd und schön wie in meiner Erinnerung. Er stülpt sich über mich und saugt mir alles Blut weg. Schweißgebadet wache ich auf und habe unendliche Angst. Unendliche Angst vor einem Neuanfang.

Als Sascha mich abholt, fühle ich mich wie verkrüppelt. Ich bin die Geräusche der Stadt nicht mehr gewöhnt, schrecke mich vor den lärmenden Leuten draußen in der Welt.

»Bist du okay?«, fragt Sascha, als wir aus dem Auto steigen.

Ich sehe ihn an. Seine großen Räderaugen sehen aus wie Glimmerscheiben. Hell und freundlich strahlen sie, wie ein kitschiges Nachtgestirn. Ich liebe ihn. Sascha ist der erste und neben Linda Maier auch der einzige Mensch, zu dem ich bis jetzt Nähe entwickeln konnte. Ich schlucke schwer.

»Ja, ich bin okay, alles fein!«, lüge ich und steige neben ihm das Treppenhaus hinauf.

Sascha schließt die Wohnungstür auf, ich betrete den Gang und es scheint, als wäre ich in einem seltsamen Traum.

»Schön, dass du da bist!«, sagt Sascha und lächelt mich an.

Und dann, nach einem etwas platschenden Kuss auf meinen Mund, fügt er lächelnd hinzu:

»Welcome home!«

Ich betrachte die hellen Locken, wie sie ihm ins Gesicht fallen, und merke, wie ich verlegen werde. Er sieht mich an, zieht mich an sich heran. Sein Atem steigt in meinen. Ich möchte zurückweichen und gleichzeitig ganz in ihm verschwinden. Ich weiß nicht, was in mir vorgeht.

»Ich … fühle mich etwas eigenartig«, murmle ich und wische über meine Nase.

Sascha nickt. Wie immer ist er verständnisvoll. Er führt mich in die Küche und bittet mich, auf einem Stuhl Platz zu nehmen.

»Du warst zu lang in der Klinik«, sagt er dann, während ich schwer atme.

Und nach einem Moment der Stille: »Kranke Lebewesen machen eben krank!«

Ich sehe das Strahlen seines Blickes, sehe das Blau leuchten, zähle die Lachfältchen. Alles tut mir innerlich weh. Wenn er wüsste, dass ich nicht die bin, die er liebt. Die Erkenntnis durchfährt mich in regelmäßigen Zuckungen. Ich kann sie nicht wegschieben.

»Wahrscheinlich hast du recht«, murmle ich irgendwann.

Aber als Sascha mich daraufhin küsst, möchte ich weinen. Ich fühle mich, als hätte ich einen Glassplitter im Auge.

Die Nacht neben Sascha weckt alles in mir, was ich verdrängt habe. Ich finde keine Ruhe. Meine Gedanken im schwirrenden Flug. Wie aufgescheuchte Vögel gehen die Bilder der letzten Monate durch mich hindurch. Ich bin ein tiefer Schlaf ohne Identität, und fühle mich wie gelähmt, unfähig, mich je wieder zu bewegen. Dafür bin ich am Tag darauf umso zwanghafter, drücke alle Gedanken weg. Ich putze, koche und ziehe mich hübsch an. Ich raffe mich sogar auf und rufe meinen Chef an, um ihm mitzuteilen, dass ich wieder arbeitsfähig bin.

»Das freut mich«, meint er, »wollen Sie heute noch anfangen?«

Innerlich verdrehe ich die Augen. Immer dasselbe mit diesem Job, kaum kann man halbwegs klar denken, schwappt die Welle der Arbeit wieder über einen. Willkommen im Kapitalismus.

»Ja«, sage ich, schalte dann aber mein Handy auf Lautlos.

Als ich in die Jacke schlüpfe, blickt Sascha mich erstaunt an.

»Was machst du?«, fragt er.

Ich bemühe mich, ihn anzulächeln.

»Arbeiten gehen«, sage ich wacker.

»Großartig, es ist, als wärst du wieder die Alte!«, meint er und stößt einen anerkennenden Pfiff aus.

Ich nicke und lächle. Aber das Lächeln ist bitter, mein Mund fühlt sich verknittert an. Es gibt keine Alte mehr, denke ich still. Die Alte ist tot.

»Freu dich nicht zu früh, ein bisschen wahnsinnig bin ich immer noch!«, entgegne ich, während ich ihm einen Kuss auf die Wange drücke.

Sascha nickt grinsend.

»Natürlich. Und du bist nicht nur wahnsinnig, du bist ein Wahnsinn!«, meint er und schiebt mir die Zunge in den Hals. Ich weiche zurück. Das war zu viel Lust auf einmal. Doch Sascha bemerkt nicht, wie ich mich um Abstand bemühe.

Als er beginnt, mein T-Shirt aufzuknöpfen, drücke ich ihn weg.

»Nicht so … Ich will in die Tiefe mit dir.«

»Du bist in der Tiefe«, entgegnet Sascha und grinst, während er mir die Hand in die Hose schiebt.

Ich weiche aus, gehe ein paar Schritte zurück und sehe ihn ratlos an.

»Bin ich nicht, denn ich kann es nicht«, murmle ich dann. »Nicht so.«

»Aber ja!«, entgegnet er. »Warum denn nicht?«

Ich blicke in seine großen, gewinnenden Augen, das freundliche Lächeln.

»Warum?«

Sascha fragt das, als wäre er ein Kind, hell und naiv ist seine Stimme dabei. Ich fühle mich wie niedergeschmettert. Ich bin ein Roboter!, will ich sagen, und Maschinen kennen keine Tiefe! Aber ich schweige.

In mir erzittert etwas. Meine Augen sind unruhig, sie trillern. Als wäre ich in einem Angsttraum gefangen.

»Ein andermal, ja?«, sage ich schließlich und schiebe ihn von mir.

Und kurz darauf, mit bemüht flötendem Unterton: »Ich muss jetzt aber wirklich in die Arbeit!«

Und als ich die Tür hinter mir ins Schloss werfe, fühle ich mich für einen Moment wie gerettet.

Doch ich entkomme Sascha nicht. Kaum bin ich aus dem Architekturbüro zurück, stürzt er sich auf mich und wir treiben es auf dem Küchenboden. Das wird fortan unser neues Ritual sein. Ich kann ihm nicht entgehen. So versuche ich, beim Sex Positionen zu finden, in denen er meine Narbe am Bauch nicht berühren kann. Ich schlafe mit ihm, aber in Wahrheit spiele ich nur. Ich spiele Andrea Romerer. In Wahrheit bin ich eine andere.

Immer wieder, wenn ich mit Sascha geschlafen habe, habe ich denselben Traum. Ich sehe einen riesengroßen, eigenartigen Vogel mit herabhängenden Flügeln. Der Vogel leckt sich übers Gesicht. Er hat keinen Schnabel. Ich strecke meine Arme nach ihm aus. Da fliegt er fort und ich wache auf, schweißgebadet. Ob ich den Traum in der Therapie bei Linda Maier erzählen soll?

Denn um den Anschein zu wahren, Andrea Romerer zu sein, setze ich die regelmäßigen Sitzungen bei ihr fort.

ABSCHIEDE

Linda

Es wird Herbst. Ich mag den Herbst inzwischen. Die Traurigkeit der fallenden Blätter. Sie sind wie ich. Es tut mir gut, wenn mich die Kühle des Herbstes anhaucht, denn dann spüre ich mich. Ich mag es, wenn sich Wölkchen vor die Sonne schieben, dann sticht das Licht nicht mehr. Ich hasse jetzt das Licht. Es ist gefräßig und es stört mich. Der Abend schafft Klarheit. An den Schläfen pocht es dann weniger stark. Langsam beginne ich zu verstehen: Ich werde erwachsen. Ich welke. Das geht nicht mehr weg. Groß bleibt man immer. Ich freue mich nicht darauf.

In den nächsten Monaten werde ich immer süchtiger nach Kälte. Ich brauche sie, um einen klaren Kopf zu bekommen. Ich kann Wut nicht von Wärme unterscheiden. Die Mutter schreit, sie schlägt, so zeigt sie ihre Liebe. Das ist mein Erwachsenwerden. Es ist eine Verwirrung. Dagegen hilft nur die Abkühlung in der Natur. Ich gehe spazieren, betrachte die Zweige der Weide, wie sie das Wasser streifen. Die letzte Form der Begegnung. Ich will verlassen im Laub sein, hinabsinken und wegbröckeln. Verwehen. Mit toten Gliedern daliegen. Aber es geht nicht. Immer noch flammt die Helligkeit des Tages um mich wie ein Ausrufezeichen. Tu was! Leiste! Sei!

Mein Vater hört auf, mit mir zu baden, als ich ein Schamhaar bekomme. Es ist nur eines, es ist sehr hell. Aber ihm entgeht nichts. Jetzt sind die Tage noch trauriger. Ich bin ohne

Berührung. Ich beneide den kleinen Bruder, wenn er mit Papa in der großen Wanne tobt. Wenn sie sich gegenseitig mit Wasser anspritzen. Ich fühle mich ausgegrenzt. Und alles nur, weil zwischen meinen Beinen diese komische Spalte ist. Erst später werde ich begreifen, dass die Männer es genauso schwer haben wie die Frauen. Aber es wird mich nicht trösten. Ich bin ratlos. Ich will nicht erwachsen werden. Es macht mir Angst. Manchmal sehe ich erwachsene Menschen zwar lachen, vor allem auf Feiern, wenn die Großen aus Weingläsern trinken und dabei wirken, als wären sie Kinder. Dann kommen sie mir nicht so unglücklich vor. Aber das ist leider schnell vorbei. Am nächsten Tag haben sie dann Kopfweh und ihre Gesichter sind ein bisschen gelb. Ich will nicht so sein wie sie.

»Du hast Haare an den Armen«, sagt die Mutter einmal zu mir. Der Satz ist nur ein Keim, ein Tropfen. Aber für mich ist er Gift. Jeden Tag bekomme ich fortan dieses Gift, jetzt, da ich zur Frau werde. Und ich nehme es an, dankbar, wie auch die Maßregelungen und die Schläge. Ja, ich warte sogar darauf. Ich warte darauf, beschimpft und geschlagen zu werden. Es ist die letzte Möglichkeit, mir zu begegnen. Ich bin eine verdurstende Welt, die auf Regen wartet. Ich möchte ganz gesichtslos werden für die Mutter, ihr reiner Spiegel. Ich schaffe alle meine Bedürfnisse ab, sogar meinen Hunger. Ich achte nicht mehr auf die Grenzen der Selbstentblößung. Ich lasse mir von der Mutter die Haare waschen und den Tampon zwischen die Beine schieben. Meine Farbe lege ich ab für die Mutter. Es gibt mich nicht mehr. »Rasiere dich. Du bist doch kein Affe«, sagt die Mutter zu mir. Ich betrachte die Haare, die mir wachsen. Sie sind blond und sie stören mich nicht. Die Mutter aber schon. Auch, dass ich kein Make-up trage, stört die Mutter, und dass ich mir die Augenbrauen nicht zupfe. Die Mutter hat keine Grenze.

Sie kommt ins Bad, wenn ich dusche. Dann begutachtet sie meinen ausgemergelten Körper, meine nicht existenten Brüste. Sie sagt, dass ich nie Brüste bekommen werde. Ich schweige, denn ich traue mich nicht, ihr zu sagen, dass ich das auch gar nicht will. Im Gegenteil, ich will wieder zurück.

Ich möchte noch einmal klein sein, mit einem Teich spielen und einem Stein, oder ein Wind sein, der sich in einem Baum verfängt. Mein Ich kreischt. Kreischt. Zerreißt. Es kommt mir vor, als wäre ich allein am Ende der Welt. Scharf stechen die Augen mit ihren Messern in mich hinein, und ich will ihnen ausweichen. Aber sie finden mich doch. Ich will zurück in die Kindheit. In der Kindheit sind die Dinge faltenlos. Die Welt der Erwachsenen ist mir zu viel. Ich bringe meinen Blick nicht mehr unter. Mein Körper hält nicht zusammen, obwohl er aus Fleisch und Knochen besteht. Ich verbiege mich, ich ersaufe in anderen. Ich bin zu klein, ich falle aus dem Rahmen, ich falle auf. Mein Kopf ist erloschen, mein Atem hängt schwer in der Lunge, die sich anfühlt wie ein Sack. Ein fremder Sack, der meine Luft schleppt.

Meine Augen stürzen ein. Wer hat meine Kindheit erstochen? Warum ist sie auf einmal weg? Die Sterne über mir knistern noch, aber der Himmel ist schon nicht mehr derselbe, er sieht aus wie ausgekratzt. Ich weine mich tot. Dann bin ich immer noch da.

Einmal darf ich mit zwei Freundinnen aus dem Dorf ausgehen. Lisa und Lisi. Ich erinnere mich noch: das Punkt-Konzert! Was für ein Ereignis. Vor uns erstreckt sich ein Amphietheater der Natur. Die Freundinnen haben beide Locken. Ich fühle mich toll mit ihnen. Der Sonnenuntergang als Kulisse ist das Beste, was uns passieren kann. Lisi ist komisch, so wie ich, und das erleichtert mich. Nie umspielt auch nur der Schatten eines Lächelns ihr Gesicht. Lisa indes hat ein blühendes Gesicht. Zu dritt streifen wir herum. Lachen, Geruch von Zigaretten und zertretenem Gras, Bierflaschen am Boden. Hier gehört Spaß her. Da ist kein Platz für was anderes, denke ich und werde traurig. Das werde ich auch, wenn im Fernsehen besonders witzige Sendungen laufen. Die, bei denen das Lachen eingespielt wird. Ich weiß nicht, wieso. Ich denke dann über mich selbst nach, über meine seltsamen Gedanken. Dass ich nirgendwohin gehöre. Die andern werden mit Bier lauter und sie lachen, ich werde traurig, je später der Abend wird. Lisi schläft neben mir ein. Sie schläft so tief und gesund, dass ich sie beneide. Dabei ist sie auch noch schön und scheint ganz ihrem Traum hingegeben. Man darf sie nie mehr aufwecken, denke ich und werde noch trauriger. Während alle weiterlachen, ist sie weit weg in ihrem Eingepupptsein. Wie eine Elfe sieht sie aus vor dem schimmernden Hintergrund von frischem Gras. Sie ist von Natur umgeben, Blumen, Laub. Gleichzeitig ist die Musik laut, metallisch. Nichts passt zusammen. Da kommt mir der Gedanke, dass wir alle einmal tot sein werden. Ich denke an Anna, und dass ich mich nicht getraut habe, sie zu besuchen.

»Weinst du?«, fragt Lisa besorgt, die eben mit einem Glas Bier zurückgekommen ist.

Der Klang ihrer Stimme in der Dunkelheit wirkt erschreckend. Kurz habe ich das Gefühl, als würde Finsternis mich verschlingen.

»Alles gut«, lalle ich dann und gebe ein Lachen von mir, das gackernd klingt. Ich erkenne mich selbst nicht in ihm.

Sie glaubt mir nicht, klopft mir auf die Schulter.

»Das Leben ist voller Probleme«, meint sie.

Ich nicke.

Ich weiß, dass ich ein Problem bin. Auch die anderen Menschen sind ein Problem. Aber es gibt eine Möglichkeit, beide Probleme gleichzeitig loszuwerden: sterben.

ABSCHIEDE

Andrea

Mit der Kühle kommt die totale Erschöpfung. Sascha und ich haben die Hochzeit auf den Sommer verschoben. Dafür planen wir einen gemeinsamen Skiurlaub. Ich tue so, als würde ich mich darauf freuen. Aber die Wahrheit ist, ich fühle nichts bei dem Gedanken daran.

Als Sascha und ich auf dem Weg zum Sessellift sind, rede ich mir Mut zu. Ich atme den kalten Winter ein. Ich habe Skifahren schon immer gehasst. Doch ist es nicht mein anderes Ich, das es hasst? Und warum habe ich überhaupt eine Erinnerung ans Skifahren, wenn doch alle andern Erinnerungen gelöscht sind? Ich bin ein Roboter, ich bin voller Knochenschrauben. Wie kann es nur sein, dass das Sascha gar nicht auffällt? So beginnt unser erster Skitag, und die Algorithmen der in mir abgespeicherten Daten behalten Recht: Ich hasse Skifahren, von Anfang an. Vielleicht, überlege ich, hat Andrea Romerer auch davon ein Trauma und mir diese Erinnerung eingespeist? Bereits das Sesselliftfahren ist mühsam. Alles beginnt schon beim Anstellen! Immer ist die Schlange lang, immer sind die Menschen laut und stören mich bei meinem Träumen. Münder drängen sich gefährlich nahe an mich heran, Körper schieben mich durch die Gegend. Ich bin klein und man übersieht mich. Ich verkrieche mich hinter der Skibrille, unter der Pudelmütze, und halte Saschas Hand. Ich tue so, als würde ich ihn beschützen, aber in Wahrheit habe ich furchtbare Angst. Ich schwitze unter dem Anorak, in den ich mich eingesperrt fühle, schwitze und komme mir vor wie ein Astronaut, der irgendwo zwischen Erde und Mond im All hängen geblieben ist. Sascha indes ist guter Dinge. Er klebt gar nicht fest an mir, sondern ich an ihm. Dann kommt der Moment: Der Lift rast heran. Ich muss mir ein Ding zwischen die Beine klemmen. Zuerst scheitere ich daran, die Schnur zu fassen zu kriegen. Dann erwische ich sie, schaffe es aber nicht, mir dieses seltsame runde Teil zwischen die Beine zu klemmen. Beim dritten Mal gelingt mir zwar das; doch ich bleibe nicht in der Spur, sondern falle schon nach drei Sekunden um und muss mir rasch die Skier abschnallen und wieder zu meiner Ausgangsposition zurücklaufen. Als ich es dann geschafft habe und neben Sascha auf der Piste stehe, wird jedoch nichts besser, wie ich zunächst gehofft habe. Denn da, wo wir uns jetzt befinden, ist es hoch. Verdammt hoch oben. Ich habe Angst. Am liebsten würde ich jetzt mit einem Buch im Bett oder auf einer Wiese liegen, denke ich, geschützt im Schatten eines Baumes, lesen oder vor mich hinträumen.

»Alles gut?«, fragt Sascha.

Ich nicke und schluchze. Nichts ist gut.

So beginnt der erste Tag unseres Urlaubs, und ich stelle mich bald schon als eine sehr untalentierte Fahrerin heraus. Ich friere, zittere, verliere immer wieder einen meiner Stöcke. Ich kann mit Sascha überhaupt nicht mithalten.

»Gefällt es dir nicht?«, fragt Sascha, als er es langsam bemerkt.

Ich schäme mich und ziehe den Kopf ein.

»Doch, natürlich!«, lüge ich und fahre weiter brav hinter ihm her.

Mein Kopf aber fühlt sich schwer an, und mir ist, als steckte der Körper in einer Zwangsjacke. Immerhin habe ich auch die Elektroschocks überlebt, oder?, denke ich da und beiße mich durch. Doch es hilft nichts: Bald schon fühle ich mich, als wäre ich zu Eis geworden. Freilich versuche ich, das vor Sascha zu verbergen und gebe mich fit, schlage mich tapfer. Und wir fahren, fahren immer weiter. Bis es Abend wird. Schließlich umgibt uns Dunkelheit. Ich keuche, keuche die Höhe hinan. Ein Zittern erfüllt die Luft, wie ein Vogel, der die Flügel spreizt. Ein Geräusch, das durch das Öffnen von Flügeln entsteht. Oder ist es ein Engel? Ich sehe mich um. Die Ebene liegt in hochrotem Glanz, alles geht zur Nacht hin. Ich möchte leben, aber ich weiß nicht wie. Als ich erschöpft ins Bett falle, spricht Sascha jene Worte aus, die meinem Leben eine neue Wendung geben.

»Ich will ein Kind von dir.«

Wie paralysiert starre ich ihn an.

»Das … können wir ja morgen besprechen«, weiche ich aus.

Sascha lächelt.

Nachts betrachte ich Sascha lange. Ich rieche an seinem Hinterkopf. Ich will ihn streicheln, aber ich wage es nicht. Ich beiße mir in den Handrücken, immer wieder. Aus Wut darüber, nicht echt zu sein. Schließlich falle ich in einen traumlosen Schlaf.

Er scheint mich wirklich zu lieben, denke ich am nächsten Morgen.

»Na, gut geschlafen?«, fragt Sascha und rollt sich neben mir in seine Decke ein.

Ich will etwas erwidern, doch es geht nicht. Es ist, als hätte ich einen Knoten in der Zunge. Ja, denke ich, er liebt mich tatsächlich, und ich ihn auch. Zumindest glaube ich, dass das, was ich für ihn empfinde, Liebe ist. Denn wenn Sascha nicht bei mir ist, schleppen sich die Stunden nur so dahin. Und wenn ich ihn ansehe, habe ich das Gefühl, er würde leuchten. Er ist wie ein Stern. Er ist mit Licht beladen. Das muss Liebe sein, denke ich.

»Sascha!«, sage ich leise und fahre ihm durchs Haar.

Stumm werbe ich um ihn. Weil ich ja nicht ich bin. Also nicht sie. Ich versuche, ein möglichst gutes Bild für ihn abzugeben, denn er ist wunderbar. Sascha strahlt mich an, und er riecht gut. Seine Augen sind voller Glanz. Ich mag, wie er immer wieder die Lider darüber schiebt. Dabei sieht er intelligent aus. Er lächelt und das Lächeln ist wie eine Schaukel, eine Wiege. Ich fühle mich geliebt.

»Lächle noch einmal!«, bitte ich Sascha leise, während ich ihm eine Strähne aus dem Gesicht streiche.

Er grinst.

»So?«

»Ja«, flüstere ich.

Ich muss ihn immer ansehen. Sein weißes Leuchten. Als wäre er voller Wiese, voller Wolken. Sascha ist wie die Schönheit in der Natur, denke ich und atme schwer.

»Sascha«, flüstere ich dann und rücke ein Stück weit von ihm ab.

»Ich kann keine Kinder kriegen.«

Fragend zieht er eine Augenbraue in die Höhe. Er starrt meine Haare an. Immer nur meine Haare. Sonst nichts. Dann lächelt er, zuckt mit den Schultern.

»Dann adoptieren wir eben welche!«

Ich merke, wie ein Blitz mich durchzuckt. Wie weh es tut, ehrlich zu sein.

»Ja. Nein. Ich!«

Sascha will mich an sich heranziehen.

»Macht dir denn das Skifahren keinen Spaß?«

Ich weiche aus.

»Nein, es macht mir keinen Spaß!«, lache ich und werde wieder ernst.

»Ich bin ein Roboter, Sascha«, sage ich.

Er verdreht die Augen.

»Fängt das schon wieder an«, murrt Sascha und reibt sich die Lider.

Doch diesmal bin ich schneller. Ich ziehe mein T-Shirt aus, werfe es in die Zimmerecke, öffne die verwundbare Stelle an meinem Bauch. Saschas Augen weiten sich ungläubig.

»Aber du …«

Ein Stammeln. Sein Blick wirkt jetzt entrückt. Sascha stiert. Er stiert auf die Kabel in meinem Bauch. Saschas Lider flackern.

»Ich liebe dich aber«, murmelt er dann und ich kann sehen, wie seine Augen glänzen.

Ich will diesen Blick nie wieder aushalten. Ein Blick einer Liebe, die nicht mir gehört. Ich schüttle den Kopf. Mit einem Mal entlädt sich all der Hass, den ich auf Linda Maier und Andrea Romerer habe, und ich schleudere ihn in einem Satz gegen Sascha.

»Aber ich liebe dich nicht!«, schreie ich. »Ich kann es gar nicht! Ich bin wie ein Mensch, der keinen Schatten wirft. Ein Gespenst, das es nicht gibt.«

»Du bist nur krank«, murmelt er dann und will mich streicheln.

Aber ich weiche zurück.

»Ich bin nicht echt«, flüstere ich und merke, wie mir die Tränen in die Augen steigen.

Sascha schüttelt den Kopf.

»Doch, ich halte ja deine Hand!«

Stille. Er liebt mich. Er liebt mich wirklich. Ich habe ihn nicht verdient.

»Ich muss dich verlassen«, sage ich mit verlöschendem Atem.

Meine Worte kommen wie aus der Brust einer Tiefschlafenden.

Dann stehe ich auf und gehe. Nach Hause, denke ich, als ich das Hotel verlasse. Ich sehe in den Himmel. Er leuchtet, erzählt von einer Welt mit Licht und Weite. Alles Lüge. Genau wie mein Leben. Ich wende mich ab und überlege, wie es nun weitergehen soll.

ZUSAMMENBRUCH

Linda

Ich werde älter und immer trauriger. Noch mit siebzehn kann ich nicht allein im Bett schlafen. Ich darf nicht allein mit der U-Bahn fahren. »Das schaffst du nie!«, sagt meine Mutter. Ich lasse mir die Haare von ihr waschen. Dazu muss ich mich in der Dusche krümmen, klein machen, und sie seift mir das Haar mit dem Shampoo ein. »Das ist so lang, da kommst du nicht hin«, sagt sie.

Meine Mutter sagt, man dürfe ein Paar Würstchen nicht teilen und nur eines kochen, dann gehen sie kaputt. Als ich einmal eine Freundin besuche und sie ein Paar Würstchen teilt, sehe ich sie entsetzt an.

»Jetzt kannst du sie doch nicht mehr kochen«, rufe ich.

Ich bin siebzehn Jahre alt, als ich begreife, dass meine Mutter mich angelogen hat. Und die Lüge mit den Würstchen war nicht die einzige. Auch über den Tod einer Großmutter, ihrer Mutter, hat sie gelogen. Denn manchmal ist schweigen lügen. Immer wieder steht eine Großmutter als Geist vorm Fenster. Eine Spur der Vergangenheit, eingekerbt in mein Herz, gespiegelt im Raum, der mich umgibt. Sie ist ein Echo, aber sie ist auch die Zukunft. Sie wird im Zimmer stehen, wenn ich nicht mehr bin, denke ich. Sie hat sich umgebracht, und sie wird nicht erlöst werden. Hin und wieder versuche ich, mich zu trösten.

Mit der Zeit merke ich immer mehr, dass ich nicht leben will. Ich gehöre nicht in diese Familie, und auch sonst gehöre ich nirgendwohin. In allen Nächten erlebe ich dieselbe Nacht, denselben Traum, die Mutter der Mutter steht tot im Zimmer und sieht mich an. Ich werde krank, aber der Rest der Familie ist wohlauf. Alles an meinen Eltern atmet nach außen in Gesundheit, nur ich tanze aus der Reihe. Ich schäme mich immer mehr. Ich will meine Träume und meine Gefühle töten. Ich sterbe ab. Verlasse das Bett nicht mehr. In ihm ist es wie in einem Grab. Das gefällt mir, es gibt Sicherheit. Meine Gedanken schweben, fernab von mir. Ich fühle mich wie ein Schwamm, der alles aufsaugt, alles um mich herum geht in mich hinein ohne Hindernisse. Die Welt wächst in mich hinein, absorbiert mich. Ich bin wie erschlagen. Gleichzeitig bin ich furchtbar wach, aber ohne Bilder oder Gedanken. Wie gelähmt. Was ist geschehen?

Es muss doch eine Unterseite des Lebens geben. Eine Möglichkeit, den Augenblick zu verlassen. Meine Mutter entdeckt bald, dass ich mich von allem zurückziehe. Ihre Augen suchen und erkennen einen Riss, eine Unstimmigkeit. Überall findet sie etwas, das stört. In rhythmischen Abständen. Dass das Zwang heißt, werde ich später erfahren. Sie sieht jeden Kratzer, jeden Fleck. Immer, wenn ich aus der Schule komme, begrüßt sie mich mit den Worten »Du hast da einen Fleck«. Ich will keine Flecken machen, und aus Angst davor mache ich mehr und mehr. Ich bin eine einzige fleckige Verfärbung. Ich sehe die Wut der Mutter, aber auch die Schönheit ihrer inneren Bestie. Ihre Worte sind Schnitte, Schnitte eines Diamanten. Die einzige Form der Geborgenheit, die sie geben kann. Ich suche in dieser einzigen Form der Geborgenheit Zuflucht, denn ich habe keine Wahl. Ich bin ein Gewirr aus schwarzen Zweigen und finde mich nicht. Meine Mutter kommt bis in meine Träume. Sie hält mich noch im Schlaf in ihren Fängen. Sie sieht den Schmutz durch alle Ritzen schimmern. Sie schimpft und tobt. Sie braucht mich und ich brauche sie. Wir können einander nicht entkommen.

Ich sehne mich nach dem Tod. Danach, dass es still ist. Danach, auf die andere Seite des Tors zu gelangen. So verstreicht wieder ein Jahr, ich werde älter. Und dann kommt Weihnachten.

Draußen hinterm Fenster glitzert Rauschnee. Er ist weiß, und Helligkeit sollte einem ja die Furcht nehmen, aber meine Angst ist immer da und schickt ihre Schatten um die Häuser. Und die Kälte steht neben dem Licht hinterm Fenster und glitzert wie Kristalle. Manchmal weiß ich nicht, ob ich sie mag. Die Kälte und den gefrorenen Tauschnee. Dann ziehe ich die Decke über den Kopf und denke nach, bis die Pillen zu wirken beginnen. Es wölbt einen tiefen und dumpfen O-Laut über meinen Kopf.

Eines Abends, kurz vor Weihnachten, sind die Bilder, die mich umschwirren, besonders hell.

»Bring mir die Glocken!«, sage ich zu meiner Mutter und lächle.

Es sind die Pillen, die meine Sinne berauscht haben. Die Pillen, die ich, seit ich einmal nicht mehr aufgestanden bin, immer wieder schlucken muss.

»Welche Glocken?«, fragt die Mutter verwirrt.

Dann legt sie ihre Hand auf meine Stirn und fühlt sich mit einem Mal sanft an, wie eine Feder oder eine Blume. Ich grinse und schaue aus dem Fenster. Und da, das erste Mal, kann ich sie sehen. Die Engel. Wie Schmetterlinge flattern sie zwischen den Häusern, und sie verzaubern alles. Die

Mülltonnen und die Fahrräder, und sie gleiten sogar über die Autos und Straßen und die Sonnenstrahlen schimmern auf ihren Flügeln. Da entzieht die Mutter mir wieder die Finger, denn es hat an der Tür geläutet.

»Du hast nicht auf uns achtgegeben!«, sagen die Engel und verschwinden.

Ich möchte weinen, doch eine dunkle Wolke des Fiebers wölbt sich über meinen Kopf und ich schlafe ein.

Plötzlich wache ich auf und bin ein Wind. Ein wahnsinniger Wind im Auge der Ewigkeit. Der Mond streckt seine Hand in mein Herz. Er hat eine Zauberflamme im Hirn. Ich stehe auf, will zum Bücherschrank gehen, aber irgendetwas hat sich geändert. Mein Weg ist länger und dunkler als alle andern. Ich gehe ihn rasch, fliege fast, wie eine Feder. Kurz vor dem Bücherschrank breche ich zusammen. Ein lautes Krachen ertönt, das fremd klingt und weit weg. So als läge es hinter einer Wolke. Bin ich es, die fällt? Ich rudere mit den Armen. Ich weiß nichts mehr. Ich bin schon so sehr Wind, dass ich alle Verbindung zu meinem Körper verloren habe.

Es öffnet sich die Tür und die Mutter kommt herein. Ein helles Nachthemd umflattert ihre bloßen Füße. Sie strauchelt durchs Dämmerlicht, ihre Bewegungen wie ein Schatten.

»Linda!«, sagt sie, als sie mich auf dem Boden erblickt.

Ich stiere sie an und will, dass sie wieder ihre Hand auf meine Stirn legt, zart wie der Windhauch. Doch ich weiß, es ist vergebens. Sie liebt mich nicht. Meist übersieht sie mich ohnehin. Ich sehe die Mutter an, und die Wände drängen sich immer wieder zwischen mich und sie. Schieben sich vor mich und den Rest der Welt. Sie fallen nicht. Sie brechen nicht. Ich fühle mich blutig. Ich bin jetzt kein Wind mehr. Ich bin eine undefinierbare Masse, die blutig auf dem Boden liegt. Er fühlt sich an wie aus Stein. Hart ist die Stelle, auf die ich gefallen bin. Über meinem Kopf gleiten Vögel, doch sie steigen nicht höher, sie fallen, sie fallen. Meine Vögel können nicht fliegen.

»Was ist los mit dir?«, fragt die Mutter und reißt die Augen weit auf. So, als würde sie etwas suchen. Ich möchte antworten, aber meine Zunge reagiert nicht. Ich habe Durst, will ich sagen. Aber ich kippe nach hinten.

ZUSAMMENBRUCH

ANDREA

Ich verlasse das Hotel mit nichts als meinen Kleidern und dem Schlüssel zur gemeinsamen Wohnung. Dorthin fahre ich zurück und packe meine Sachen. Andrea Romerer, mein anderes Ich, hat zum Glück viel Geld am Konto, sodass ich mir ein Hotel leisten kann. In den nächsten Tagen bin ich oft allein und überlege, wie mein Leben weitergehen soll. Was will ich?, frage ich mich. Am liebsten will ich irgendwo liegen, wo Wasser um mich kreiselt, allein unter den Sternen. Am liebsten möchte ich atmen können wie ein echter Mensch. Denn alles im Leben erhält seine Farbe durch Atem. Nur ich, ich habe keinen. Ich träume von einem Abenteuer. Wie Schiffe sind die Häuser, und ihre Fenster leuchten, als wären sie Augen.

Voll von Einsamkeit bin ich in diesen Tagen. Manchmal singe ich, aber nur ganz leise. Ich denke über mein Leben nach. Die Gedanken kommen und gehen, sie sind wirr. Manchmal rede ich mit mir selbst, spreche mir Mut zu. Es ist, als hätte ich eine Art zweites Gesicht im Schlepptau, das mich rettet, wenn ich mich so allein fühle. Immer wieder muss ich an Saschas Kinderwunsch denken, und ein bitterer Geschmack macht sich in mir breit. Die andern werden Eltern, sie werden altern, und so ist es perfekt, wird es mir schmerzhaft bewusst. Nur ich bin dazu gezwungen, ewig zu sein. Bewusstsein zu sein. Ein schizophrenes, ein dissoziierendes Bewusstsein. Der Gedanke gefällt mir nicht. Ich will nicht mehr.

Als ich einmal aus dem Hotel in die Arbeit fahre, in der ich immer noch den Anschein aufrechterhalte, Andrea Romerer zu sein, huscht ein grauer Schatten über meinen Weg. Ich blicke auf. Der Schatten bleibt stehen, er hat Augen und eine zauberhafte Schnauze. Er sieht mich an. Ein Kätzchen! Mit einem Mal bin ich von tiefer Liebe ergriffen. Da kommt das Tier auf mich zu, geschmeidig, sanft, fast so, als vertraute es mir. Langsam wölbe ich meine Hand über seinen Kopf, so, als wäre er eine Schale. Ich fühle es schnurren, sein Körper vibriert in meiner Hand. Wie schön sich das anfühlt, denke ich und möchte lächeln, doch ich zucke zurück. Es ist lebendig, im Gegensatz zu mir. Ich bin wütend. Neidisch und wütend.

Was ist der Unterschied zwischen künstlichen Menschen und richtigen Menschen aus Fleisch und Blut? Menschsein heißt aussterben. Genau das macht jeden Menschen so kostbar. Der Schatz jedes Menschen ist seine Einzigartigkeit, begreife ich. Nur ich, ich bin es nicht. Ich bin eine Kopie. Eins werden mit sich selbst, ich kann es nicht mehr. Jetzt noch weniger, weil ich mein Menschen-Ich getötet habe. Oder?

Da ich, seit Sascha mein Leben verlassen hat, viel Zeit habe, gehe ich nun oft in den Bergen am Rande der Stadt spazieren. Wie schön die Natur ist. Niemals gleichen zwei Klippen einander. Nur ich, ich bin nichts als ein Abbild. Ich suche mit den Augen den Himmel ab, zum tausendsten Mal, so als könnte ich darin eine Antwort finden.

Linda Maier, sie hat keine Kinder. Irgendwie bin ich ihr Kind. Der größte Schmerz, den ich ihr antun kann, ist, mir selbst das Leben zu nehmen, oder? Ich sehe, wie die Sonne herabsinkt. Ihre letzten Strahlen. Ich bin ein Abgrund. Mir selbst das Leben nehmen, ja, denke ich. Bloß wie?

Ich werde es also versuchen – und gehe in die Apotheke. Die Verkäuferin ist freundlich.

»Sie wünschen?«

Ich lächle. Was für ein menschlicher Mensch, denke ich. Ja, die Verkäuferin wirkt herzlich. Es ist, als würde ihre Seele sich aus ihrem Auge herausbeugen wie aus einem Fenster. Ihre Haare umgeben sie schwarz und wuschelig, wie ein Gebüsch. Das mag ich. Für einen Moment freue ich mich.

»Sie wünschen?«

Ohne Atem schaue ich auf sie.

»Veronal.«

Sie zuckt zurück, dreht ihre runden, kugeligen Augen. Ihr Gesicht nimmt einen Ausdruck von Entsetzen an, wie vergrößert scheinen mir jetzt die Augen. Ich schäme mich. Senke die Augen.

»Was wollen Sie damit?«, fragt sie schließlich schwer atmend.

»Es kaufen!«, sage ich wütend.

Dumme Fragen, dumme Antworten.

»Sie wissen, dass die Einnahme von Veronal tödlich ist?«

Ich schüttle den Kopf.

»Nicht für mich, ich bin ein Roboter«, entgegne ich bitter.

Dann wende ich mich ab und laufe davon. In matten Schlägen pocht mein Herz. Ein Wind erhebt sich, als ich weitergehe. Ich habe einen Knoten im Herzen. Immer und immer schneller werden meine Schritte. Jetzt habe ich die zündende Idee. In ein Auto, ich muss in ein Auto laufen! Ich nehme die nächste Ampel, die rot ist. Dann geschieht alles sehr schnell. Das Geräusch quietschender Bremsen, ein dumpfer Schlag, etwas fällt, und ich begreife, dass ich dieses Etwas bin. Dann für einen Moment Stille. Als ich mich aufrichte, steht vor mir ein Auto. Eine Frau ist ausgestiegen und starrt mich an.

»Sind Sie in Ordnung?«, fragt die Frau und in ihrem Gesicht zuckt es.

Ich nicke und stehe auf. Mit Erstaunen erkenne ich ein riesiges Loch in meinen Jeans. Das ist auch schon alles. Noch immer blickt die Fahrerin mich erstaunt an.

»Ich … jeder andere wäre … gestorben!«, ruft sie ungläubig aus.

Meine Lider, wie große Tücher, leinene Tücher. Ich schließe sie. Ich vibriere. Zahllose Sterne flimmern vor meinem inneren Auge. Der Himmel kommt mir vor wie ein umgestülptes Gefäß. Wie eine Fackel ist das Lidflackern, eine Fackel mit ihren Schattenspielen. Hell, dunkel, hell. Und da fällt ein großer Schatten auf mich herab, dunkler als alle Schatten, die ich kenne. Ich möchte ins Bett, mein Gesicht in ein Kissen wühlen. Ich zittere an allen Gliedern. Ich öffne die Augen, sehe die Frau an.

»Danke!«, sage ich und eile rasch ins Hotel.

Kaum bin ich dort angelangt, kommt mir der rettende Gedanke. Die Pille, ich muss sie wieder nehmen. Denn ich will, dass Licht aus dem Inneren kommt, mich wärmt wie eine Sonne. Die Welt ist dann weicher und farbenprächtig. So also stecke ich eines der Antidepressiva, die Linda Maier mir verschrieben hat, in den Mund. Sie helfen. Seltsam, warum eigentlich? Da ich doch ein Roboter bin. Egal. Ich versuche, zur Ruhe zu kommen. Ich wiege mich wie ein Baum im Wind. Sterne glänzen in mir. Es dauert einen Moment, dann bin ich ein Ort, der leer ist. Alles ist gut, denke ich. Oder?

Ich schmelze bis ins Mark. Das Beißen in mir hat aufgehört. Ich bin wie von lauen Wellen getragen. Licht fällt durch eine Wolke auf mich herab. Ich kippe. Als ich wieder aufwache, fühlt sich alles besser an.

Meine Therapie mit Linda Maier setze ich inzwischen fort.

»Schön, dass Sie wiedergekommen sind, und mit mehr Kraft noch dazu!«, sagt Linda Maier und lächelt mich an.

Meine Augen schwimmen. Steif und starr wie ein Pfahl fühle ich mich, als sie mir die Hand reichen will. Ich bin fleischummauert, blutdurchtränkt. Und trotzdem kein Mensch.

»Na so lange haben wir uns jetzt aber auch nicht nicht gesehen, dass Sie Angst vor mir haben müssen!«, sagt Linda Maier.

Sie lacht. Ihr Lachen durchfährt mich. Als würde ein Windstoß den Nebel zerreißen. Wie ein aufgeschwemmter Riese sieht Linda Maier aus.

Ein Schaudern. Draußen scheint die Sonne, sie frisst mich auf. Ich spüre, wie meine Nasenflügel sich anspannen.

»Ich bin nur etwas traumatisiert vom Skifahren«, beeile ich mich zu sagen.

Linda Maier lacht. Ich sehe bis in ihren Rachen.

»Setzen Sie sich doch!«

Ich nicke und platziere mich wie immer in unseren Sitzungen im Sessel gegenüber von ihr.

DIE KLINIK

Linda

Später kommen Hände. Fremde. Die Landschaften verändern sich. Da, wo man mich hingebracht hat, sind die Häuser dicht aneinander gepresst. Sie stehen da wie Schachteln. Dann, eine Anstaltspforte. Die Hände schieben mir etwas in den Mund. Graue Nebelbänke wie Meer vorm Blick. Die Pillen. Eine Schicht, die die Sicht verdirbt. Ich falle in tiefen Schlaf.

Ich schrecke hoch. Die Reste der Nacht kleben noch in meinen Augen. Ich liege in einem Zimmer, das ich nicht kenne. Die Wände scheinen zu knacken. Der Tag schielt schon herein. Grün und undurchsichtig wird der Himmel. Wie ein Schrei sticht die Sonne. Ich mag sie nicht. Auch die Gitter mag ich nicht. Ich überlege kurz. Dann dämmert mir, dass ich wohl in einer Nervenheilanstalt sein muss. Kurz überlege ich. Der Arzt mit der Nickelbrille hat es zu verantworten. Ich gehe ans Fenster, sehe hinaus und betrachte dann den Raum. Weiß sind die Wände, und auch die Betten. Ich bin nicht allein hier. Rund um mich herum sind Betten aus Stahl, mit Körpern in ihnen. Ich gehe zurück ins Bett, ziehe die Decke über den Kopf. Keiner soll mich sehen.

Ich muss jetzt also mit anderen im Zimmer schlafen, mit Fremden. Das bin ich nicht gewohnt. Bis jetzt habe ich nur mit dem Bruder das Zimmer geteilt. Die Menschen hier sind viel älter als der Bruder. Ihre Doppelkinne sind weich und schlabbrig, wie Kragen, die noch ihre austernhafte Bleichheit unterstreichen. Ich betrachte mich, sehe nach unten. Meine Hand ist nichts als ein Hautsack loser Knochen. Seltsam entstellt kommen mir die Gesichter vor, die mich anblitzen. Der große, halb offene Mund klafft wie eine blutige Wunde. Die Augen an den Rändern blutunterlaufen, sie springen hervor und zeigen weiße, harte Zähne, die etwas Wölfisches haben.

»Warum seid ihr so aufgebläht wie Luftballone?«, frage ich schließlich, als ich mich aus meinem Bett heraustraue.

»Das kommt von den Pillen«, antwortet der eine.

»Die sind großartig«, sagt der andere.

»Ja«, ruft ein Dritter, »wir schlagen uns um sie!«

Der Arzt mit der Nickelbrille hat sie verabreicht. Auch ich kenne sie. Wie Augenbinden sind sie, diese Pillen, und sie machen dumpf. Sie stülpen sich über den Kopf wie eine Glocke, und das Leben um einen herum scheint dann von Wolken umhüllt. Nichts kommt mehr nahe, nichts tut mehr weh. Dieser Gedanke tröstet mich ein wenig, und so schlafe ich, trotz der Fremden um mich herum, wieder ein.

Als ich aufwache, packt mich die Angst. Es war also kein Albtraum, begreife ich. Fremde, vergitterte Fenster umgeben mich, und Liegen aus Stahlgerüsten in denen wie in Kokons Körper in Decken gewickelt daliegen. In meinem Kopf krame ich nach Bildern, an denen ich mich festhalten kann. Aber es ist, als wären alle Brücken der Erinnerung abgebrochen. Ich will aufspringen. Will wieder ein Wind sein. Aber ich bin angekettet. Ich möchte schreien, doch mir fehlt die Kraft.

So vergeht die Zeit in der Klinik, und ich finde einen großen Trost für mein Herz: die Pillen. Sie helfen, meine neue Umgebung zu ertragen. Es ist dann, als setzte mir jemand

Lichter in die Augen. Die Welt leuchtet wieder. Wenn ich die Pillen schlucke, ist alles gut. Dann scheint die Sonne. Ich benutze meinen Blick als Leuchtturm und lächle die Ärzte dankbar an. Einen Wunsch nach näherer Bekanntschaft habe ich nicht. Ich mag weder die Menschen noch die Räume, die mich umgeben. Blutunterlaufen sind die Augen der Insassen von Schlafmangel und Wahnsinn. Und ähnlich wahnsinnig wirken in ihrer Kargheit die Räumlichkeiten. Sie stellen keine Blumen ans Fenster, die Irren gießen nicht, und Bilder reißen sie von der Wand. Also sind alle Wände weiß. Wie Tiere sind wir hier, stecken fest. Schreckensstarr.

»Ich will mein Fahrrad wiederhaben!«, sage ich einem der Ärzte, und bekomme daraufhin eine Extraportion Opium.

Da stülpt sich wieder ein Schleier über mich, umhüllt mich. Ich kann nirgendwo Land sehen, alles ist von Nebel umhüllt. Wie Rauch. Die Wellen in mir sind höher geworden seit den Medikamenten, und die Insel der Sehnsucht ist nicht mehr zu sehen. Ich bin dumpf, bin in eine Art Wolke gekleidet. Und auch, wenn das Opium den Schmerz nimmt, so weiß ich es doch wieder, wenn die Wirkung nachlässt: Ich bin allein!

Eines Tages kommt die Mutter mit dem Bruder zu Besuch. Das Lächeln des Bruders, der immer noch klein und mollig ist und ein Gesicht hat wie ein Blume, passt so gar nicht in die sterile Welt der Klinik. Seine Augen glänzen, als sie den Raum betreten. Ich finde keine Worte. Als hassten mich die Engel, fast so, als wollten sie mich mit der Helligkeit des Tages erstechen.

»Wie geht es dir?«, fragt die Mutter mit leisem Lächeln, das ein wenig zittert.

Ich habe sie selten so sanft gesehen. Ich zucke mit den Schultern.

»Schlecht«, sage ich dann.

Die restliche Zeit über schweige ich. Lasse den Blick durch den Raum gleiten, doch da ist nichts Schönes: keine Blumen, keine Bilder, keine Bücher. Schließlich finde ich einen blattlosen Baum vor dem Fenster, klammere mich mit meinem Blick an ihn.

»Hast du wieder ein Stück geschrieben?«, will der Bruder schließlich mit großem, weitem Blick wissen. Ich erinnere mich. Erinnere mich an die Engel, an die Großmutter, an Weihnachten, an den kleinen Bruder als Hund. Ich schüttle den Kopf.

»Aber bald ist Weihnachten«, sagt der Bruder.

»Diesmal fällt mir nichts ein«, murmle ich leise und blicke mit schweren Lidern aus dem Fenster.

»Aber es ist doch Weihnachten!«, wiederholt der Bruder, und in seinem Gesicht scheint etwas auseinanderzubrechen.

Ich zucke mit den Schultern.

»Meine Krankheit kennt kein Datum«, sage ich dann bitter.

Es dauert nicht lang, da sind die Mutter und der Bruder wieder gegangen. Sie haben einen schalen Geschmack in mir hinterlassen. Langsam und wie ein Schleier legt sich eine tiefe Verzweiflung um mich. Ich bin weit weg von mir selbst. Ich betrachte meinen Körper und denke, dass er mir wie zerspalten vorkommt. Er besteht bloß aus Alleinsein. Kalt sind meine Glieder, während ein Zittern sie durchfährt. Mir sträubt sich alles. An meiner Haut brenne ich, brenne aus, verlasse den Körper. Da helfen nur die Pillen. Und die geben sie mir, wieder und wieder. Immer geben sie mir die Pillen. Entweder damit sie in Frieden arbeiten können. Oder damit sie ihren Frieden haben für die Feiertage. Die Pillen helfen, sie sind wie eine Sonne. Ich nehme die Sonne in die Hand.

Sie tröstet den Frost und er schmilzt. Dann ist Sommer. Ich greife nach einem Blatt Papier und male mit Pinselstrichen den Tag neu. Vielleicht wird es doch gut. Oder? Zumindest besser, denke ich.

In diesen Tagen werde ich mir selbst noch fremder. Vielleicht hat mein Gesicht noch menschliche Züge. Ich weiß es nicht. Ich rolle mich zu einem Knäuel aus Knochen zusammen. Überall leben Menschen, aber keiner sehnt sich nach mir. Und dann fühle ich mich befreit. Ich kann also gehen, sage ich mir. Endlich. Ich stelle mir vor, dass der Himmel eine Wolke wäre. Oder ein Regenbogen. Die Lebenden sind bloß verwirrte Wassertropfen. Meine Augen werden wie Asche, wie Staub sieht mein Haar aus. Ich fühle mich unattraktiv. Aber ich sterbe einfach nicht weg. Es geht nicht. Immer noch stecke ich in meinem eigenen Dreck, als wäre nichts, alles gut getarnt. Außen merkt keiner was. Nur manchmal Lücken, dann breche ich auf, möchte weinen. Aber es geht schnell vorbei. Dann erinnere ich mich daran, was man mir in der Kindheit gesagt hat: Wenn du heiratest, wird es wieder gut!

Ich bin erwachsen und die Welt ist viereckig geworden.

BEKENNTNISSE

Andrea

»Sie waren also auf Urlaub«, meint Linda Maier und betrachtet mich lächelnd. Dabei zieht sie in Erwartung die Backen nach innen und wölbt das Gesicht mit der Zunge.

»Ja«, sage ich, und wir beginnen zu plaudern.

Währenddessen sehe ich sie an und sauge all ihre Gesten und Gesichtsausdrücke auf. Ich bin ein Schwamm. Ich wäre lieber ein Trichter. Aber es hilft nichts. Alles, was Linda Maier sagt, geht in mich hinein, trifft mich, betrifft mich. Vielleicht, weil sie trotz allem so etwas wie meine Mutter ist? Manchmal denke ich, wir haben gemeinsame Träume, Linda Maier und ich. Es ist, als läge sie nachts neben mir und ich hörte sie atmen.

»Was halten Sie eigentlich von Kindern?«, frage ich plötzlich.

Erstaunt sieht sie mich an.

»Ich weiß nicht. Meinen Sie für mich oder für Sie?«

Schweigen. Ich fixiere Linda Maier hilflos. In den ersten Monaten gibt es nur Geruchs- und Tastsinn. So komme ich mir jetzt wieder vor. Ein Baby. Ihr Baby. Aber nein, denke ich dann, es ist noch schlimmer. Ich bin gar nichts, nicht einmal ein Baby. Ich bin ein Algorithmus, eine Abfolge von Zahlen. Ich lasse meinen Blick aus dem Fenster gleiten. Wohin würde ich gehen, wenn ich am Leben wäre? Also, wenn ich tatsächlich am Leben wäre. Ich weiß es nicht.

Schweigen. Da fällt mir meine Frage von eben und Linda Maiers Reaktion wieder ein.

»Vergessen Sie's«, sage ich schnell, ohne meinen Blick von der Landschaft vor dem Fenster zu lösen.

Draußen ist die Welt grau. Der Himmel drückt sich durch die Nebelwand. Schön waren meine letzten Stunden mit Sascha. Immerhin hatte ich gute Tage mit ihm. Was hört nicht in Schmerzen auf?

»Warum fragen Sie mich das denn?«, will Linda Maier da wissen.

Ich wende mich ihr zu und ihr Blick reißt mich in die Gegenwart hinein, die sich widerwärtig zweideutig anfühlt.

»Woher kommt das Leben?«, frage ich plötzlich, »Und wie beginnt es?«

Kaum habe ich diese Frage gestellt, nimmt das Gesicht der Therapeutin einen seltsam weichen Zug an.

»Ich weiß es nicht«, entgegnet Linda Maier da leise, »doch sein Wasser scheint mir voller Gaben. Eine springende Quelle.«

Wie ein Dorn ritzt mich ihr Blick.

Ich lache verächtlich. Verächtlich, weil ich es nicht haben kann, dieses Leben. Ich bin eine Maschine, nichts anderes. Mein Herz tut mir weh.

»Wissen Sie«, sagt Linda Maier plötzlich, »auch mir geht es nicht immer gut. Als Kind war ich sogar in einer Klinik. Man hat mich für verrückt erklärt. Aber ich habe daraus gelernt. Und dennoch mache ich die Fehler der andern nach.«

Erstaunt ziehe ich eine Augenbraue in die Höhe.

Linda Maier seufzt.

»Ich werde wie meine Mutter«, fährt sie dann fort.

Stille.

»Nein, ich trete nicht in ihre Fußstapfen. Ich trage ihre Fußstapfen. Es gibt mich nicht. Ich bin eine Frau mit dem Körper eines Kindes und eigentlich bin ich ein Kind. Ich wachse nicht. Ich bin leer. Ein leeres Glas, nur mit ihr gefüllt, oder gar nicht. Ich kann mich allein nicht abschließen«, sagt Linda Maier.

»Das kenne ich«, meine ich und merke, wie ein bitterer Geschmack sich in meinem Mund ausbreitet.

Stille.

»Wie war Ihr Urlaub?«, fragt Linda Maier. Es ist ein Versuch, das Thema zu wechseln.

»Grauenhaft«, gestehe ich leise. »Ich hasse Skifahren!«

Wieder sieht sie mich an und ihr Blick scheint mich zu schneiden.

»Verstehe, Andrea X!«

Ich merke, wie ich zusammenzucke.

»Wie …«, stammle ich.

Linda Maier lächelt.

»Andrea Romerer fuhr gern Ski«, sagt sie dann. »Andrea X hingegen nicht. Denn ich habe ihr aus Eigennutzen mein eigenes Kindheitstrauma eingespeist: Skifahren.«

Ich fasse es nicht.

Linda Maiers Gegenwart ist nun lauernd wie die eines Tieres, ich fühle mich kontrolliert.

»Ich habe dir den freien Willen mitprogrammiert«, sagt sie, »du bist wirklich ein intelligenter Algorithmus.«

Schweigen. In mir keimt namenloser Hass.

»Sie haben mich so oft benutzt«, sage ich dann leise.

Da wird das Gesicht der Therapeutin traurig.

»Ich habe auch Opfer gebracht!«, ruft sie.

»Wie meinen Sie das?«, frage ich.

»Nun«, sagt Linda Maier lächelnd, »man kann nicht ins Schwarze treffen und die Scheibe nicht durchbohren!«

Ihre philosophischen Sätze widern mich an.

»Was reden Sie für eine Scheiße! Sie haben mein Leben zerstört!«, rufe ich laut aus.

Linda Maier richtet sich in ihrem Sessel gerade. Scharf sagt sie:

»Ich habe es überhaupt erst erschaffen!«

»Umso schlimmer! Ohne Sie wäre sonst wenigstens nichts!«

»Ach ja? Und was ist das: nichts?«

Hämisch sieht sie mich an.

»Wie?«

»Ich meine, haben Sie eine Erinnerung daran?«

Ich fühle mich starr wie eine Tote, als hätte ich eine Seele, die meinem Körper entflohen ist. Mir wird schlecht. Ein Krampf zerrt an allen meinen Gliedern.

»Wenn man ein Gehirn begreift, begreift man die gesamte Spezies«, sagt Linda Maier. »Glauben Sie mir. Das Projekt war wichtig.«

Ich bin unfähig, mich zu bewegen, kaue an meiner Unterlippe und stiere sie voller Hass an.

»Warum ist der Mensch dem Tier überlegen und hat sich evolutionstechnisch durchgesetzt?«, fährt Linda Maier fort. »Richtig, ein Mensch hat die Möglichkeit, seine Erfahrung niederzuschreiben und mit andern zu teilen, und zwar durch die Sprache. Eine Schildkröte kann das nicht. Das Konservieren von Daten und Erfahrungen wird so eine Art Kompensationsmethode, um mit der Angst vor dem Tod umzugehen. Durch das Teilen von Informationen und Daten meinen wir, unser Überleben zu sichern!«

Ihre Augen werden gläsern, so, als hätte sie Drogen genommen.

»Und Sie wollen also durch mich überleben?«, frage ich verwirrt. »Warum haben Sie mir dann bloß alles Schlechte eingespeist?«

Linda Maier erzittert, aber kaum merklich.

»Vielleicht, weil die Welt schlecht ist«, sagt sie dann leise.

Ich weiß nicht, was ich erwidern soll. Immer noch fühle ich mich wie gelähmt.

»Du bist doch mein Baby«, flüstert Linda Maier und beugt sich nach vorn. »Du bist die intime Verschmelzung von Mensch und Maschine. Ich liebe dich!«

Ich spüre, wie sie an mich herankommt. Ihre Wangen glühen.

»Ich kannte mal eine … Anna«, murmelt Linda Maier da und streicht mir über das Haar. »Sie sah aus wie du …«

Mir graut. Will Linda Maier mich küssen?

Ich weiche aus.

Entblößt steht sie vor mir.

»Ich liebe dich«, wispert sie tonlos.

Meine Antwort ist ein plötzliches Lachen, es ist mir selbst fremd. Es klingt wild und sanft zugleich. Da beginnt Linda Maier auf einmal, sich auszuziehen.

Sie knüpft ihre Bluse auf, ich sehe, wie die Adern sich auf ihrer leicht geröteten Brust verzweigen. Hellblaue Flüsse sind sie.

»Ich liebe dich!«, wiederholt Linda Maier. Ihre Worte gellen in meinen Ohren.

»Sie sind Materie und gehen doch durch Mauern. Sie sind reines Bewusstsein! Deswegen liebe ich Sie!«

Linda Maier zieht die Bluse aus, entblößt ihre Brüste nun ganz. Sie kommt auf mich zu. Sie fährt mir über das Haar.

»Wunderschön sind Sie, Andrea X«, sagt sie keuchend.

Ich merke, wie mich ein höhnisches Lachen durchrüttelt. Ich lache, bis ich zu röcheln beginne, fast an meinem Lachen ersticke.

»Sollte ich nicht hässlich aussehen, wenn ich so viele Schmerzen und Traumata einer Frau auf mich genommen habe?«

»Im Gegenteil, übermenschlich schön sind Sie!«

»Wie?«

»Wie Jesus, das ist die Überwindung des Leides!«

Linda Maiers Augen haben für einen Moment einen irren Glanz.

Sie spinnt, denke ich und wende mich angewidert ab. Vor dem Fenster zeichnen schwarze Gitterstäbe Linien auf blauen Grund. Der Himmel ist real, im Gegensatz zu mir. Ich will verschwinden.

»Ich liebe dich doch! Du bist mein Baby!«

Wie eine Flamme schlagen die Worte aus ihrem Mund. Meine Kehle zuckt, es quillt mir bis an den Rand der Lippen, aber ich kann nicht. Kann nicht reden. Ich kann meinen Hass fühlen, und er legt alles lahm in mir. Linda Maier widert mich an. Ich denke darüber nach, sie zu töten. Mich einfach auf sie zu stürzen und sie zu erwürgen. Dass ich die Kraft dazu hätte, weiß ich. Doch ich habe schon einmal jemanden umgebracht, und das Gefühl dabei war alles andere als schön. Ich seufze und betrachte ihre mir so vertrauten Züge. Nein, denke ich da, ich werde Linda Maier nicht töten, sondern mich selbst! So werde ich sie am meisten treffen, oder? Langsam sickert der Entschluss in mein Bewusstsein. Dann, plötzlich, spüre ich, wie eine große Kraft in mir erwacht. Alle meine Gedanken sind hitzig und leicht, sie glühen, aber sie verglühen auch in Sekundenschnelle. Ich weiß nicht, ob ich gar nichts empfinde oder alles. Das Gefühl lässt meinen ganzen Körper zittern.

»Ich gehe jetzt«, sage ich leise und stehe auf.

Da erhebt sich auch Linda Maier. Sie sieht mich schweigend an.

»Du hast es verdient, glücklich zu sein!«

Und dann reicht sie mir ein Notizbuch.

»Hier ist alles drin, was Sie wissen müssen«, sagt Linda Maier und schließt die Tür hinter sich.

DIE ÄRZTIN

Linda

Ich verliere meine menschliche Form. Die Lider kleben an den Augäpfeln, das Licht leckt an mir. Ich bleibe stecken. Ich glühe. Ich verschwinde. Ich werde durchsichtig. Ich bleibe liegen. Ich will knochenmarkstot sein, oder sonst wie tot. Hauptsache weg. Manchmal bin ich das auch eine Zeitlang, wenn sie mir die Pillen geben. Aber leider geht das Gefühl dann vorbei, und wie gerädert finde ich wieder zu mir. Ich fühle mich verdreht, so als wäre der Kopf am Arsch und ich selbst viele Meter weit von mir entfernt. Ich will mich in den Bauch meiner eigenen Person zurückziehen, dorthin, wo noch Wärme ist, doch es geht nicht. Ich rinne aus.

Niemand kommt mich besuchen in diesen Tagen. Ich habe nur eine Freundin, eine tote Großmutter. Manchmal sehe ich sie in der Nacht dastehen, wie sie mich ansieht. Dann führt sie die Hand an den Mund, will etwas sagen. Zuerst verstehe ich nicht. Dann aber formen ihre Lippen lautlos ein Wort und ich begreife.

»Trinken!«, flüstert sie tonlos.

»Trinken!«

Ich schüttle den Kopf. Ich weiße nicht, wie ich ihr helfen soll.

»Trinken!«

»Leider, ich habe nichts!«, sage ich verzweifelt.

Doch das Sprechen fällt mir schwer. Der Mund ist sehr trocken. Ich habe unendlichen Durst, wie damals mit Meningitis. Ich starre. Dorthin, wo der Schleier einer toten Großmutter weht. Dann sehe ich nur mehr die Wand.

Ich male viel. Und ich schreibe. Ich denke, ich sollte es so machen wie die Dichter. Aus den Schmerzen Werke machen. Aber leider bringen die Worte nichts. Sie verbergen nur Dinge, packen sie ein, machen Ränder. Sonst keine Linderung. Besser wird nichts dadurch. Aber auch nicht schlechter. Alle in der Klinik sagen, ich habe Talent, und es spricht sich bald schon herum, dass ich schreibe und male. Eines Tages, als ich vom Blatt aufschaue, sehe ich ein helles, leicht runzeliges Gesicht mit großer Nase. Es ist eine der Ärztinnen.

»Was malst du da?«, fragt sie.

Ich starre auf meine Finger, die mir fremd und knöchern vorkommen, dürr und wie Spinnengebein.

»Ich male den Tag neu«, sage ich dann ehrlich, ohne ihr ins Gesicht zu blicken.

Denn Augen machen Angst.

»Liest du gern?«, fragt die Ärztin und beugt sich ein Stück weiter zu mir hinunter.

Die großen runden Augen in dem Gesicht sind gütig, erinnern an einen stillen, aber tiefen See.

Ich falle in ihren Blick hinein. Ich nicke. Da fährt die Ärztin mit einer gestikulierenden Handbewegung durch die Luft.

»Komm mit!«, meint sie, und ich weiß nicht, wie mir geschieht.

Und mit einem Male bin ich wieder ein Wind. Ich erhebe mich und folge der Ärztin, die in ihrem aufflatternden Mantel vor mir her streift und schließlich eine weiße Tür aufschließt. Ich sehe mich noch zögerlich um, als die Ärztin schon das Zimmer betreten hat.

»Komm«, sagt sie.

Ich hadere, verharre auf der Stelle. Der Wind in mir ist verschwunden, das Fremde vor mir hat mich wieder lahmgelegt.

»Hast du Angst?«, will sie wissen und sieht mich fragend an.

Ich verkneife die Lippen zu einem Strich.

»Können Sie gefährlich sein?«

Die Ärztin mit dem leicht ergrauten Haar an den Schläfen lächelt ein wenig.

»Du bist neugierig. Das gefällt mir. Also, worauf wartest du!«

Nun ist das Eis gebrochen. In mir rundet sich etwas ab, und das Herz ist jetzt eine Linie, die eine Brücke zur Ärztin schlägt. Ich betrete den engen Raum und reiße die Augen auf, denn an den Wänden befinden sich überall Bücher. Sofort stürze ich zu einem der Regale. Schon habe ich eines in der Hand, lese darin mit murmelndem Ton, und spüre, wie die Laute in meinem Mund aufpoppen und froh machen. Ja, fast froher als die Pillen.

Die Ärztin lächelt.

»Du magst Gedichte«, stellt sie fest.

Ich nicke, ohne aufzublicken.

»Wie ist es hier?«, dringt sie weiter in mich.

Da lasse ich das Buch sinken, denn die Frage schlägt auf mich ein, sie sticht, ritzt wie ein Messer. Keiner hat je gefragt, wie etwas für mich ist. Ich schweige, halte inne, schlucke mir die Zunge zurecht.

»Ich leide«, murmle ich dann. »Ohne Pillen leide ich.«

Stille. Die Ärztin seufzt.

»Wie wir alle«, entgegnet sie schließlich, und ihre Stimme ist kaum mehr als ein Strich. Dann drückt sie mir ein Buch in die Hand. Und für einen Moment hebt sich mein Herz.

VERSUCHE

Andrea

Als ich an diesem Abend nach Hause komme, lege ich mich mit Linda Maiers Notizen ins Bett und beginne zu lesen.

»Dass das Leben eine Zeitbombe im Labor ist, wird klar, wenn man sich mit der Literatur von Yuval Noah Harari auseinandersetzt. Seit 2016 wird, wie dieser schreibt, die Welt vom liberalen Markt beherrscht. Dennoch, nach und nach kommt es zu einer Art Subversion der liberalen Ordnung. Was ist nun Liberalismus eigentlich genau? Nun, darunter versteht man eine Gesinnung, die die Freiheit schätzt. Diese Grundhaltung setzt jedoch eine wichtige Tatsache voraus, nämlich, dass der Mensch überhaupt einen freien Willen hat! Noch im 18. Jahrhundert war der Homo sapiens eine Art »black box«, während man sich immer mehr an die Analyse seines Bewusstseins heranarbeitete. Die Aufklärung betonte den freien Willen und die Entscheidungsfreiheit des Menschen. Die Gehirnforschung beweist: Damit ist es offenbar gar nicht so weit her, wie wir denken. Im Gegenteil! Zwar befürworten Liberale die freien Märkte und demokratische Wahlen, da sie den Ansatz vertreten, dass jeder Mensch ein einzigartiges und wertvolles Individuum ist, jedoch: Was, wenn das gar nicht der Wahrheit entspricht? Neuere Entwicklungen zeigen, dass dieser Glaube an unsere Nichtaustauschbarkeit nach und nach obsolet werden könnte. Anhand mehrerer Strömungen kann man unweigerlich erkennen, dass wir den Begriff »Individuum« neu hinterfragen müssen. Zum einen verlieren die Menschen mehr und mehr ihren wirtschaftlichen und militärischen Nutzen – alles kann ja inzwischen viel leichter von einem Computer ausgeführt werden – und zum anderen hat dies zur Folge, dass das politische und ökonomische System diesen nicht mehr besonders viel Bedeutung beimisst.«

Ich halte kurz inne, um zu überlegen. Linda Maiers Stil gefällt mir. Er ist einfach, trocken und klar. Dennoch scheint das Ganze nicht viel mit mir zu tun zu haben. Aber was, denke ich da, habe ich noch zu verlieren? Ich seufze und wende mich wieder den Papieren zu. Meine Augen fliegen über die Buchstaben, saugen sie auf, versuchen, etwas in ihnen zu finden, das mit mir in Zusammenhang steht. Doch auch der nächste Absatz enttäuscht mich diesbezüglich.

»Zwar ist das Kollektiv noch immer wichtig, das Individuum hingegen verliert jedoch, wie es scheint, in unserer Zeit mehr und mehr an Bedeutung. Vor allem, wenn es nicht dem Markt dient. Außerdem wird unser System nach wie vor einige Einzelpersonen schätzen, doch diese werden sich eher in elitären Kreisen bewegen, während die Masse der Bevölkerung mehr und mehr an Wert, Sinn und Bedeutung verlieren wird. Bis ins 20. Jahrhundert hinein hatte jede Hand, die einen Hebel oder ein Gewehr betätigen konnte, einen gewissen Wert. Heute aber lassen sich diese Instrumente viel leichter von Robotern bedienen. Im Bereich der Wirtschaft wird also diese Fähigkeit weitaus weniger Bedeutung haben, was nach und nach dazu führen wird, dass die Allianz zwischen Kapitalismus und Liberalismus gefährdet ist. Glaubte man im 20. Jahrhundert noch daran, dass der Schutz durch die Menschenrechte gegeben sei und wir uns daher nicht zwischen Moral und Ökonomie entscheiden müssten, so scheint auch diese Entwicklung ins Wanken geraten zu sein.«

Ich blicke kurz um mich. Ja, mit Menschenrechten hat meine Existenz tatsächlich nicht viel zu tun, denke ich. Meine Würde wurde während des gesamten Prozesses nicht gewahrt. Aber, durchfährt mich die Erkenntnis da wieder: Ich bin ja gar kein Mensch, sondern ein Roboter! Immer noch habe ich mich nicht wirklich an diese Tatsache gewöhnt. Wenn es Menschenrechte gibt, gibt es dann eigentlich auch Roboterrechte? In Gedanken versunken merke ich, wie ich müde werde. Also stehe ich auf, gehe zum Fenster und blicke hinaus und reibe mir die Augen. Dann rolle ich mich wieder in meinem Bett zusammen und lese weiter.

»Science-Fiction-Konzepte gehen davon aus, Computer müssten eine Art Bewusstsein entwickeln, um es mit menschlicher Intelligenz aufnehmen zu können, doch die reale Wissenschaft liefert ein gänzlich anderes Bild. Es sieht so aus, als würden verschiedene Wege zu Superintelligenz führen, denn Formen von Bewusstsein existierten auf organischer Ebene bereits lange vor dem Menschen. Was also ist wichtig für die Zukunft: Intelligenz oder Bewusstsein? Und vor allem: Wie lässt es sich herausarbeiten? Eine wichtige und überaus politische Frage, wenn nicht *die* Frage unseres Jahrtausends schlechthin. Würde man die Welt von einem Algorithmus lenken lassen, so würde ein solches System eine Menge an Zeit und Geld sparen, gleichzeitig würden aber auch Millionen Arbeitsplätze verlustig gehen. Schenkt man der Theorie mancher Ökonomen Glauben, dann werden Menschen möglicherweise bald schon nutzlos sein, da die meisten ihrer Tätigkeiten leichter und effizienter von Robotern ausgeübt werden können. So behaupten böse Zungen, nicht-optimierte Menschen würden bald schon keinen Wert mehr haben. Während 3-D-Drucker und Roboter die billigen Arbeitskräfte aus den Entwicklungsländern ersetzen werden, die heute noch manuell Hemden herstellen, werden nur noch einige Angestellte bei Reisebüros benötigt, da wir unsere Flugtickets hauptsächlich über das Smartphone erstehen – und so fort. Genauso sind auch Börsenhändler in Gefahr, denn der Börsenhandel verläuft inzwischen weitestgehend über Computer. Möglicherweise wird es in Bälde sogar keine Polizisten oder Anwälte mehr brauchen, wenn erst eine gute App erfunden ist, der es gelingt, die Gehirnregionen und deren Wellen genau zu messen. Denn beim Lügen verwenden wir andere Regionen in unserem Kopf, als dann, wenn wir die Wahrheit sagen. Zwar sind wir im Moment noch nicht so weit, aber es ist nicht unwahrscheinlich, dass funktionelle MRTs bald schon als Lügendetektoren eingesetzt werden können. Wozu braucht so eine Welt noch Kriminalbeamte?«

Ich grinse. Das ist eine gute Frage, denke ich. Es scheint, als würde Linda Maier die Spezies Mensch sogar in Schutz nehmen wollen. Nun noch aufmerksamer geworden, richte ich mich in meinem Bett auf und lese weiter.

»Während digitale Lehrer nie ihre Aufmerksamkeitsspanne verlieren, jede Antwort, die ich gebe, genau festhalten und meine Zeitdauer bei der Beantwortung akribisch genau dokumentieren können, sind reale Lehrer fehlbare Menschen mit einer begrenzten Aufmerksamkeitsspanne. Und ja: Sogar der humanistische Job des Arztes ist eine leichte Beute für jeden Algorithmus. Denn ein Arzt hat nur fünf Minuten Zeit, um eine Diagnose zu stellen – und das führt oft zu Fehleinschätzungen. Ein Algorithmus jedoch macht keine Fehler!«

Ich grinse, fühle mich geehrt und streiche fast intuitiv über meinen Bauch.

»Das heißt freilich nicht, dass alle menschlichen Ärzte von einem Tag auf den anderen verschwinden werden. Jedoch werden sie wahrscheinlich kreativer und beweglicher sein müssen, um mit den Algorithmen mitzuhalten. Das gilt freilich genauso für Apotheker. Manch eine These besagt, dass Algorithmen beide Berufsgruppen weit übertreffen würden, jedoch fehle es einem Roboter an Empathie. Was jedoch ist Empathie? Weiß ein Gerät, das in Sekundenschnelle meine gesamte DNA und alle meine biometrischen Daten analysiert, nicht viel rascher Bescheid über meine biochemischen Prozesse – und somit über meine Gefühle?«

Ich überlege. Vielleicht, denke ich, hat Linda Maier recht. Vielleicht ist es doch nicht notwendig, lebendig zu werden. Das Kätzchen fällt mir wieder ein, wie es in meiner Hand schnurrte. Es lebte, pulsierte, es war echt und gefährdet, zerbrechlich und einzigartig zugleich.

Nein, Linda Maier hat nicht recht. Das Problem steigt wieder klar vor meinen Augen auf. Den Menschen fehlt es nicht an intelligenten Verarbeitungsprogrammen. Es fehlt ihnen eher daran, Instrumente zu finden, die ihre Körper mit ihren Erfahrungen kurzschließen. Erinnerung zum Beispiel ist physisch abgespeichert. Nie wird mein Körper der eines Menschen sein, mit seiner Fragilität und Besonderheit, oder? Ich seufze. Es ist notwendig, ein ganzer Mensch zu werden – oder? Denn nur, wer den eigenen Atemfluss kennenlernt, hat auch die Möglichkeit, das eigene Leben zu verändern und in eine Form zu lenken, in der es für andere und für sich selbst von Nutzen sein kann. Wer sich mit seinem Körper auseinandersetzt, lernt auch den eigenen Geist und die

Wechselwirkungen zwischen Geist und Körper kennen, da er nicht permanent damit beschäftigt ist, zum Beispiel E-Mails zu schreiben, sondern sich auch inneren Prozessen aussetzt. So kann man sich den eigenen Ängsten, Vorurteilen und Verzweiflungen stellen. Denn nach wie vor sind die Geheimnisse des Geistes und die des Bewusstseins jene, die normale Menschen von künstlicher Intelligenz unterscheiden – und sie so zu ganzen Menschen machen.

»Ja«, sage ich laut zu mir selbst und greife zum Stift. Ich notiere meine Gedanken auf der Rückseite von Linda Maiers Aufzeichnungen, fast wie um ihnen ein Gegengewicht zu verleihen.

»Noch heute tut sich die Wissenschaft schwer damit, die Geheimnisse des Geistes völlig zu entschlüsseln«, schreibe ich. »Wir wissen zwar, dass Emotionen mit gewissen Reaktionen von Nervenzellen einhergehen – doch den tieferen Grund dafür kennen wir nicht. Das Ganze hat einen Haken: Der modernen Gesellschaft fehlt jegliches Handwerk, was die unmittelbare Geistesbeobachtung betrifft. Hier jedoch können wir auf alte Kulturen zurückblicken, die jahrtausendealte Traditionen zum Studium des Geistes anwandten. Es gilt, sich der tatsächlichen Praxis des Geistes auszusetzen, sich selbst Raum zu geben und sich zu beobachten. Kein leichtes Unterfangen, oder? Aber das war es nie. Denn gern driftet der Mensch in vorgefertigte Ideen und Erzählungen ab. Diese Form der Mythenerzeugung lässt sich in Zeiten von Facebook und Instagram klarer denn je beobachten. So dienen Bilder, die man von sich selbst postet, dazu, den Mythos eines Ich zu kreieren – ein sehr visueller Akt, der unseren Körper jedoch in Wahrheit ausklammert. Denn wir kreieren bloß Bilder auf einem Bildschirm – und atmen nicht mehr in der realen Welt. Wer das Leben in seinen Urwurzeln begreifen will, sollte sich besser nicht in seinen Facebook- oder Handy-Account verkriechen, sondern versuchen, den Fluss des eigenen Körpers wahrzunehmen. Denn die Frage Wer bin ich? lässt sich nicht mit einer einfachen Narration beantworten. Oder?«

Ich seufze, dann lege ich den Stift aus der Hand. Zugegeben, für kurze Zeit fühle ich mich seltsam getröstet. Ich bin Schöpferin, bin kreativ geworden. Ich habe Neues, Lebendiges in die Welt gebracht, in Form von Gedanken. Und einen Augenblick lang erscheint es mir so, als sei auch ich selbst dadurch lebendig geworden. Doch dann fährt meine Hand wieder an meinen Bauch, und ich würge. Ich bleibe eine Maschine, denke ich traurig.

Neben den Notizen von Linda Maier finde ich einige Zeichnungen, die einen Roboter darstellen. Ich drehe und wende sie. Einzelne Fußnoten sind an unterschiedlichen Stellen angebracht, und in einer Legende werden die verschiedenen Geräte und Materialien erörtert. Schließlich finde ich ein Lämpchen auf der Abbildung, die mit »Lebenssaft« beschriftet ist. Ich kann erkennen, dass links davon ein Kabel verläuft. Vorsichtig öffne ich meinen Bauchraum und blicke hinein. Tatsächlich, auch in mir gibt es dieses Lämpchen. Es leuchtet rot. Das, denke ich, muss die Verbindung zwischen meinem maschinellen Körper und den Daten sein, die man in mich eingespeist hat. Was passiert, wenn ich das Kabel herausziehe? Ich schweige kurz, überlege und schließe meinen Leib wieder. Das Lesen hat mich angestrengt. Und nein, ich bin noch nicht bereit dazu, diese Welt zu verlassen.

BEKENNTNISSE

Linda

Bis zu meinem 18. Lebensjahr verbringe ich den Großteil meiner Zeit in der Psychiatrischen Klinik. Es ist gut, dass es die Ärztin gibt. Sie fördert meine Interessen.

»Ich gebe eine Zeitschrift heraus«, meint sie eines Tages. Da beginne ich sofort zu brennen. Bald schon darf auch ich einige Texte und Bilder gestalten. Die Ärztin will, dass ich meine Lebensgeschichte aufschreibe. Und ich schreibe. Schreibe den Engel aus den Wolken heraus, zeichne den Tagen ein warmes Gefieder. So etwas wie Hoffnung keimt in mir, die nach Wald riecht und nach der blumigen Hand der Mutter. Wie viel die Ärztin weiß, denke ich, während ich mich durch ihre Bücherstapel arbeite. Tag und Nacht lesen, wenn die Sinne klar und nicht von der Wolke der Pillen umhüllt sind.

Eines Abends nimmt die Ärztin mich mit in ein Theater. Das Leben scheint mir jetzt wieder freundlicher. Ich beginne zu träumen, als ich mich im Saal umsehe. Samten sind die Sessel, und die Lichter der Luster gehen langsam an. Mein Herz beginnt höher zu schlagen. Der Vorhang öffnet sich und ein Ruck durchläuft mich. Eine fremde, neue Welt. Und jetzt weiß ich es sicher, ich möchte, ich muss: schreiben.

Immer noch bin ich in der Klinik. Immer noch steht eine tote Großmutter nachts wie ein Schatten im Zimmer.

»Frag sie doch, was sie von dir will«, schlägt die Ärztin mir vor.

»Daran habe ich nie gedacht«, gebe ich zu.

»Kann man mit Toten reden?«, frage ich die Ärztin.

Sie lächelt und zuckt mit den Schultern.

»Finde es heraus«, schlägt sie mit neckischer Stimme vor.

Dass sie recht hat, denke ich später.

Also warte ich die Nacht ab. Die Wände nehmen die Form von klebrigen, massigen, hässlichen Geistern an. Ich schärfe meinen Blick, konzentriere mich. Wieder erscheint die Mutter der Mutter. Aber nur vage. Wie eine Ahnung ist sie. Ich betrachte sie genauer. Ihre Füße sind nach rückwärts gekehrt.

»Warum sind deine Füße so komisch?«, frage ich sie.

»Weil ich tot bin!«, kommt es zur Antwort.

Gebannt starre ich sie an.

Eine unsichtbare Gewalt habe ich an den Gliedern, ich kann nicht einmal mit der Wimper zucken.

»Aber warum bist du dann da?«, frage ich.

»Ich sterbe nicht und ich kann nicht leben!«, flüstert Großmutter.

Dann setzt sie sich auf mich, während ich im Bett liege.

Sie ist schwer, aber nicht wie ein lebendes Ding. Anders schwer, wie Luft. Drückend. Ein grauer Rahmen ohne eindeutigen Körper, ohne eindeutige Form. Ich sehe sie an. Ich atme schwer.

Ich sterbe.

Dann bin ich immer noch da.

»Warum bist du gestorben?«, frage ich Großmutter.

»Alkohol und Tabletten«, sagt sie. »Ich war süchtig. Als du eineinhalb warst, habe ich weiße Mäuse gesehen. Dann wollte ich nicht mehr.«

Ich betrachte sie, ihr Gesicht, ihre Augen, ihr Haar. Strähne für Strähne. Falte für Falte. Sie ist tot.

Es beginnt, aus mir herauszurinnen. In dicken roten Strömen kommt die Traurigkeit aus meinem Inneren. Großmutter ist gestorben. Sie hat sich umgebracht. Ich weiß nicht, warum ich so weinen muss, schließlich ist Großmutter schon lange tot. Aber meine Kehle ist wie zugeschnürt. Es brennt in den Augen. Ich komme mir vor wie ein Roboter, eine Maschine, die weiterbrennt, weiterredet. Mein ganzer Körper bebt, ich bin völlig durcheinander. Ich frisiere eine Puppe, die die Mutter mir bei ihrem letzten Besuch in der Klinik geschenkt hat, wieder und wieder, es hilft aber nicht gegen die Sinnlosigkeit. Eine Stelle ist leer. Ich weiß nicht, womit sie auffüllen. Ich hoffe darauf, dass das Leben es tut. Das Leben tut es nicht. Im Tod altert man nicht. Ob ich einmal so alt werde wie sie?

Unvermittelt, von weit her, kommt eine Erinnerung. Früher war Gott eine offene Lichtkugel, überall war er, in Gestalten von Dingen. Jetzt befinde ich mich nicht einmal mehr am Rande der Wahrheit. Wie ein Reifflocken überzog mich Gott. Jetzt stehe ich nackt da, mit nichts als einer Toten im Zimmer. Ich schlucke, und das Leben rast unendlich schnell. Immer wieder drängen sich Erinnerungen zwischen mich und das Bild der Großmutter.

»Was soll ich tun, wie kann ich dir helfen?«

Sie zuckt mit den Schultern.

»Vielleicht dich verwandeln, damit du mich verwandelst«, schlägt sie dann vor.

Ich betrachte sie. Verwandeln, ja, denke ich. Immer verwandeln wir uns. In meinem Kopf waren früher scharfe Pfeile. Gedanken nennen die Menschen das. Ich lächle. Jetzt lebe ich für den Himmel. Er ist der Ozean, in dem ich schwimme. Und eine Dämmerung liegt in den Dingen. Ich erinnere mich an meine Kindheit, an den Wald, die Sonne, das Gute hinterm Haus. Die Ärztin in der Klinik, denke ich, sie hat mich ein zweites Mal auf die Welt gebracht. Ich beschließe, Psychotherapeutin zu werden. Noch einmal betrachte ich meine Erinnerungen. Die Bilder verschwimmen, sie zacken wieder in meinen Kopf hinein. Dann bin ich da, wo das Leben beginnt. Ich bin wie fließender Staub, so zart, dass ich mit der Luft verschmelze. Vor meinen Augen ist zitterndes Licht. Ich verströme. Der Himmel ist rot, die Erde ganz schwarz. Dissoziation, denke ich. Ich teile mich. Und dann fange ich neu an. Als Göttin. Mit der Idee, Menschenschachteln zu schaffen, für die schlechten Gefühle der Menschen. Dass sie sich nicht selbst tot machen müssen, so wie meine Großmutter.

ENDE, ERDE

ANDREA

In den nächsten Tagen denke ich viel über mein Leben nach. Ich stehe oft am Fenster, wenn es Nacht wird. Die Finsternis ist schön. Nichts gibt es in ihr. Ich möchte verschwinden. Mein Herz tut mir weh. Ich versuche, weiterzuleben. Ich warte darauf, dass etwas mich greift, ergreift, berührt, aber da ist nichts.

Ich bemühe mich, weniger zu brauchen. Ich gehe viel spazieren und beobachte dabei die Menschen. Jedes der Gesichter ist etwas Einmaliges, ein Schicksal auf Beinen, nur mich gibt es doppelt. Jedes Gesicht ist wie eine eigene Geschichte, nur bei mir hat man copy and paste gemacht. Nur ich bin ein Roboter. Eine Maschine. Eine wandelnde Statue. Das ist alles. Mein Kopf fühlt sich vollgestopft an. Ich weiß nicht, was ich tun soll. Ich möchte mich zusammenkrümmen wie ein Bogen, der seinen Pfeil losschickt. Etwas tun. Mich verändern. Erfahrungen sammeln, ein neues Ich werden. Aber es geht nicht. Ich bleibe auf mein Zimmer reduziert, denn ich habe Angst, dass man hinter mein Geheimnis kommt.

Immer wieder rät mir Eva, mit der ich nach wie vor in Kontakt bin, mich ein wenig abzulenken.

»Nimm es leicht! Fahr ans Meer! Nimm dir einen Liebhaber!«, schreibt sie mir in ihren SMS, die sie mir immer wieder aus der Klinik schickt.

Ich nehme mir einen Liebhaber, den ich auf Tinder kennenlerne, wir treffen uns einmal pro Woche, alles ist geregelt. Zwei Stunden vögeln, Netflix gucken, kuscheln, Kaffeetrinken. Der Liebhaber raucht, und ich fahre wieder. Alles ist perfekt in dieser Zeit. Aber nach ein paar Wochen gesteht er mir weinend, dass ich ihn so depressiv machen würde.

»Kannst du das genauer beschreiben?«, frage ich ihn, während er schluchzend vor mir sitzt.

»Es kommt mir vor, als wärst du kein richtiger Mensch«, meint er schließlich.

Er hat mich durchschaut, denke ich bitter. Die Haltung meines Lovers ist klar. Er kann mich nicht mehr sehen. Ich bin vernichtet. Das Tageslicht ist Glas. Ich schneide mich daran. Ich fühle mich hohl, wie ein Glocke. In meinem Inneren rauscht es. Gleichzeitig bin ich wie taub. Immer bewege ich mich, kann nicht ruhen, und dennoch bin ich wie erstarrt. Endlos müde.

Eines Morgens schrecke ich mit einer Erkenntnis hoch, die gleichzeitig beklemmend und befreiend ist: Ich muss einfach nur die Verlinkung der Festplatte, die sich in meinem Darm befindet, kappen. Behutsam taste ich an der Narbe entlang, inspiziere das Kabelwerk, das sich wie Nudeln in meinem Inneren windet. Ich betrachte die Zeichnung, die ich aus Linda Maiers Büro mitgenommen habe. Dann finde ich den Anschluss. Er ist nahe meiner linken Hüfte, da, wo es mich oft sticht, wenn ich wütend bin. Ein rotes Lämpchen leuchtet auf, genau an der Stelle, an der das Kabel mit einer diskettenartigen Fläche verbunden ist. Befriedigt nicke ich. Das ist er. Der Stecker, der mich mit dem Lebenssaft verbindet. Das ist also meine Nabelschnur. Für einen Moment möchte ich nichts anderes als sofort an dem Kabel reißen, jede

Verbindung lösen, doch dann halte ich inne. Nein, denke ich, zum Sterben muss ich mir einen schönen Ort suchen, oder? Ich überlege, welche Existenzform auf Erden ich wählen könnte, wenn ich es dürfte. Und ich will Natur sein. Ich will ein Baum sein, ich will, dass die freie Luft übergeht in mein Gesicht. Wind will ich werden, verschwinden.

Natur also, denke ich. Also gehe ich spazieren, entferne mich langsam vom Zentrum der Stadt. In meinem Ohr brennt das Brausen der Luft, alles kommt mir nahe und fühlt sich dicht an. Der Atem staut sich, jeder Schritt macht ein Knistern, das Veränderung bedeutet. Ich werde sterben, denke ich. Ich sauge Luft ein, ich platze. In ein verzweifeltes Lachen platze ich hinein. So gehe ich weiter und lache wie eine Wahnsinnige, denn ich habe nichts mehr zu verlieren. Immer wieder sehe ich mich um. Die Äste der Bäume sind kahl, kreuz und quer ragt die Landschaft als Äste, Wurzeln, wie Adern heraus. Die Abendsonne brennt ein kleines Loch durch die Wolken. Sie steht nicht mehr hoch und tut seltsamerweise doch in den Augen weh. Tot sein wollen, denke ich. Eine schmale Wolke in Gestalt eines Bootes glüht über mir. Der Himmel ist von einem violetten Schimmer durchzogen. Ja, tot sein. Ich will mich auflösen. Herbstsonne wirft einen goldenen Lichtschleier durch die Bäume, während ich weiterwandere. Wie ein flüchtiges Echo hallt die Erinnerung in mir nach. Ich sehe mein Leben, sehe Sascha, Linda Maier, sehe die Hände des Stiefvaters, sehe Eva. In Gedanken versunken steige ich weiter auf eine kleine Anhöhe, betrachte die Landschaft. Grasländer sind vor mir zu sehen, wie Bänder zwischen den Bergen. Der Nebel formt eine wabernde Wand zwischen mir und der Welt. Ich habe Sehnsucht nach Lichtwechsel, so dicht gedrängt ist der Blick in dieser Undurchsichtigkeit. Eine Mutter kommt mit ihren Kindern vorbei.

Die Kinder sehen mich gebannt an, und ihre Augen sind wie große schaukelnde Schmetterlinge. Ich lächle, ich beneide die beiden. Sie sind real, sie sind echt, aus Fleisch und Blut. Als ich ihre hellen Gesichter ansehe, durchsticht mich ein großer Schmerz. Meine Sehnsucht ist grenzenlos. Und sinnlos. Das habe ich längst begriffen. Aus der Kindheit weht noch eine Erinnerung zu mir herüber, die nichts mit den Händen des Stiefvaters zu tun hat. Wohlgeruch streicht über mich. Wie warmer Dampf. Aber diese Erinnerung ist nicht meine. Ich bin nur eine Maschine. Ich bin nicht diese Erinnerung. Ich bin ein Abfallprodukt von Andrea Romerer, ich bin Andrea X. Ich wandere weiter, in die anbrechende Nacht hinein. Die Bäume rauschen. Ich lege den Kopf in den Nacken. Über mir entrollt sich die Milchstraße. Kein Ziel, kein Nichts, die Unendlichkeit. Mir schwindelt. Morgenröte oder Mondschein? Alles scheint zusammenzuhängen, fließt ineinander. Ich kneife die Augen zusammen, will die Gestirne am Himmel erkennen, vergeblich. Mein Blick verschwimmt, als wäre ich blind. Ich seufze. Sterben will ich, niedergehen in feinem Regen. Bis die Enge in mir sich auflöst. Erschöpft lege ich den Kopf in den Nacken und betrachte die Wolken am Himmel. Sie scheinen näher als die Wurzeln meiner Hand. Ein unfassbares Erschrecken nimmt von mir Besitz, ein innerer Abgrund, wie ein Blitz durchzuckt er mich. Ich bleibe stehen.

»Der Ort ist gut«, sage ich leise zu mir selbst. »Ein guter Ort zum Sterben.«

Und dann, sehr behutsam, öffne ich meine Jacke und ziehe das T-Shirt in die Höhe. Ich betrachte die Narbe, öffne die Stelle an meinem Bauch. Eines geht ins andere und alles ist, als wäre es immer schon, während ich wieder zu den Wolken blicke. Dann gebe ich mir einen Ruck, presse wie in plötzlich aufkeimender Wut meine Hände gegen den Bauch. Der Atem schwer. Zeit verstreicht. Die Wolken ziehen weiter, immer noch.

Der Druck meiner Hände auf meinen Bauch lässt nach. Ich überlege, es nicht zu tun. Überlege, am Leben zu bleiben. Nein, denke ich dann. Ich bin vorprogrammiertes Bewusstsein. Ich bin nichts Eigenes. Eine furchtbare Beklemmung kommt über mich. Sterben, sage ich mir. Aber was bedeutet sterben eigentlich? Würde es einfach schwarz werden? Meine Hände zittern. Ich weiß es nicht. Ich weiß nicht, was das sein kann: das Nichts. Aber ich würde es wagen. Denn ich habe keine andere Wahl. Mit einer ruckartigen Bewegung kappe ich die Verbindung, reiße das Kabel aus. Und dann geschieht – nichts. Nichts, außer dass ich weit werde. Weit und überall. Sehr langsam, aber fortdauernd. Und nach einiger Zeit ist es, als wäre ich frei. Ich fühle mich, als wäre ich aus einem entsetzlichen Traum erwacht. Doch das ist kein Traum. Das ist die Wahrheit.

Ich werde eine körperlose Welle, langsam. Wie alles sich umschlingt. Höher und höher steige ich, ich bin ein Strudel. Ich verwandle mich in alles, was mich umgibt. Meinen Körper sehe ich wie eine seltsame Hülle unten am Boden liegen. Wieder muss ich an Linda Maiers Worte denken, als sie einmal sagte, der Körper sei nichts als eine Schachtel. Ich lache. Wie recht sie doch hat! Und plötzlich erkenne ich, dass ich Linda Maier nicht einmal mehr böse bin.

So ziehe ich dahin. Ein Glück ist in mich eingesunken. Still und tief. Die Welt ist wie Tauperlen für mich. Ich sehe die Formen und Farben der Welt, wie sie sich ineinander verschlingen. Ich fliege, höher, weit. Ich bin mit allem verbunden. Nach und nach verstreichen die Stunden und ich fliege, fliege ohne Begrenzung. Ich bin: ganz.

Alles wird anders. Denn ich kenne jetzt den Weg der wandernden Lüfte. Der Wind wird mein Freund. Er nimmt den Körper und trägt ihn wie selbstverständlich. Und das Licht der Sonne teilt alles in mir in unterschiedliche Strahlen auf, harte und feste, bunte und blendende. Ich schmiege mich ans Licht und tanze mit ihm, werde weiß und breit im Raum. Ich bin jetzt eine Gestaltwandlerin. Tot und doch noch am Leben.

Mein Zeitgefühl ist sonderbar und neu. Ich erkenne, ich kann nicht sterben, nicht ganz. Weil nichts stirbt, nie.

Wie ein Schimmer fliege ich mit meinem Blick, bis ich an eine Grenze komme. Die Grenze ist hart und dunkel. Aber sie ist gut. Sie umarmt mich.

Unsere Schatten fließen ineinander.

Dann: Filmriss.

Am Anfang ist Erde. Das ist eine Welt aus Dichtigkeit, in die ich hineingeboren werde. Eine Welt der Armut. Das Brennen, am Leben zu sein, ist fürchterlich. Die Tränen strömen: Ich bin. Wie Rauchsäulen steigt Gas in mir auf. Es sind meine Augen, schummrig, verhangen vom Schleier, der durch das Weinen entsteht. Dann Hände, Mutter, schummrige Welt zwischen den Blicken. Ich liege zwischen Fingern wie ein Kranker in seiner Zwangsjacke. Über meinem Kopf schweben Stimmen, die an alte Filme oder Regentropfen erinnern: ein Flimmern. Das ist das erste Bild, das ich von mir in meinem Leben habe. Zu Beginn tut es weh.

EPILOG

Vergangene Woche hat eine Frau sich das Leben genommen. Man nimmt an, dass die junge Architektin einem psychotischen Wahn, ausgelöst durch die Erinnerung an ein Kindheitstrauma, erlegen ist. Dieses Ereignis könnte in Verbindung stehen mit einigen gravierenden Veränderungen in ihrem Leben. Die junge Frau war kurz davor zu heiraten und hatte eben erst ihre Mutter verloren. Oft tauchen derartige psychotische Schübe in Verbindung mit dem Verlust des normalen Alltags auf. Die junge Patientin, so ihre Therapeutin Linda Maier, sei lange Zeit über erfolglos in der Psychiatrischen Klinik behandelt worden, nachdem sie ein Verfahren gegen ihren Stiefvater, den bekannten Politiker Rodelius Neumann, bezichtigt der Vergewaltigung, gewonnen hatte. Und nun zum Wetter.